科普热点

健康人生

——高科技与医学

黄明哲 主编

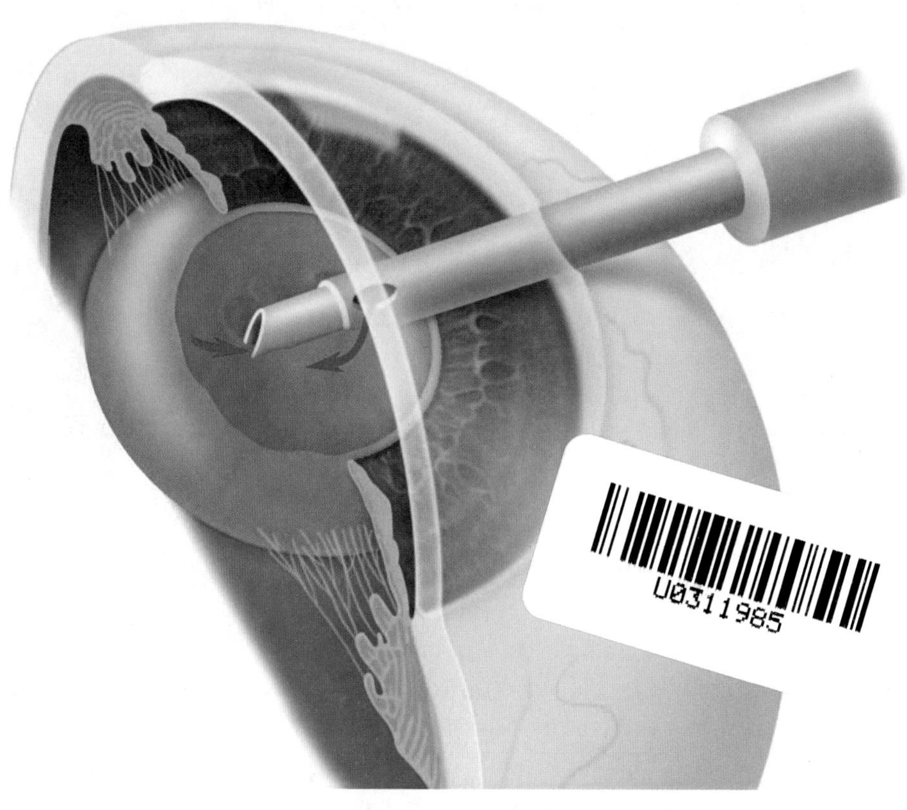

中国科学技术出版社
·北 京·

图书在版编目(CIP)数据

健康人生：高科技与医学/黄明哲主编.--北京：中国科学技术出版社，2014.8（2019.9重印）

（科普热点）

ISBN 978-7-5046-5753-4

Ⅰ.①健… Ⅱ.①黄… Ⅲ.①高技术-应用-医学-普及读物 Ⅳ.①R-49

中国版本图书馆CIP数据核字（2011）第005504号

中国科学技术出版社出版

北京市海淀区中关村南大街16号 邮政编码:100081

电话:010-62173865 传真:010-62173081

http://www.cspbooks.com.cn

中国科学技术出版社有限公司发行部发行

山东华鑫天成印刷有限公司印刷

*

开本:700毫米×1000毫米 1/16 印张:10 字数:200千字

2014年8月第1版 2019年9月第3次印刷

ISBN 978-7-5046-5753-4/R·1498

印数:10001—30000册 定价:29.90元

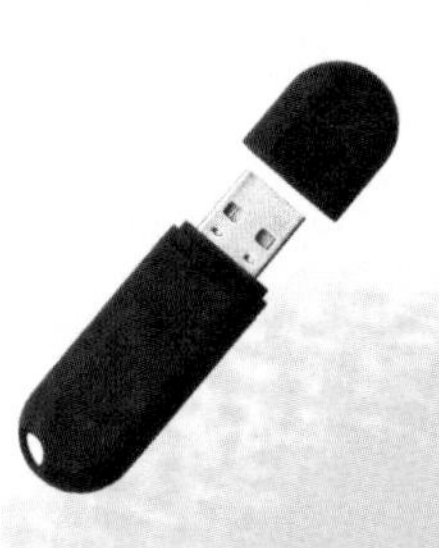

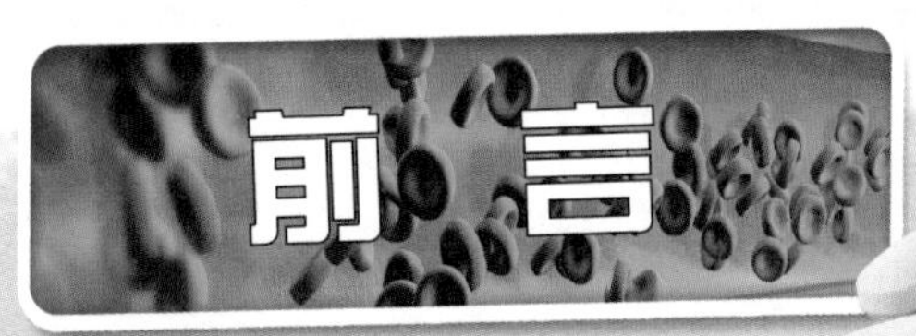

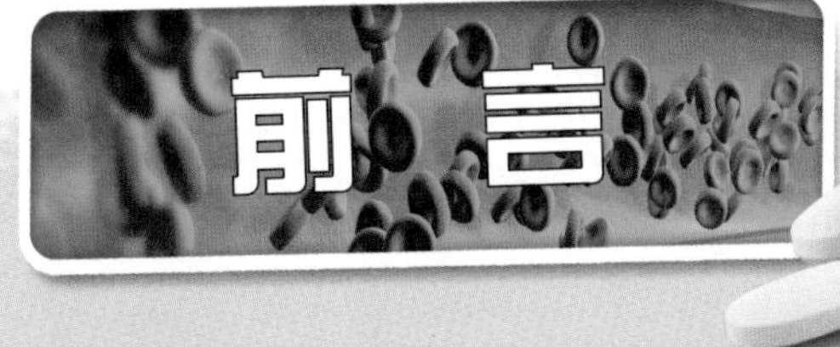

前 言

科学是理想的灯塔!

她是好奇的孩子，飞上了月亮，又飞向火星；观测了银河，还要观测宇宙的边际。

她是智慧的母亲，挺身抗击灾害，究极天地自然，检测地震海啸，防患于未然。

她是伟大的造梦师，在大银幕上排山倒海、星际大战，让古老的魔杖幻化耀眼的光芒……

科学助推心智的成长!

电脑延伸大脑，网络提升生活，人类正走向虚拟生存。

进化路漫漫，基因中微小的差异，化作生命形态的千差万别，我们都是幸运儿。

穿越时空，科学使木乃伊说出了千年前的故事，寻找恐龙的后裔，复原珍贵的文物，重现失落的文明。

科学与人文联手，人类变得更加睿智，与自然和谐，走向可持续发展……

《科普热点》丛书全面展示宇宙、航天、网络、影视、基因、考古等最新科技进展，邀您驶入实现理想的快车道，畅享心智成长的科学之旅!

作 者

2012年3月

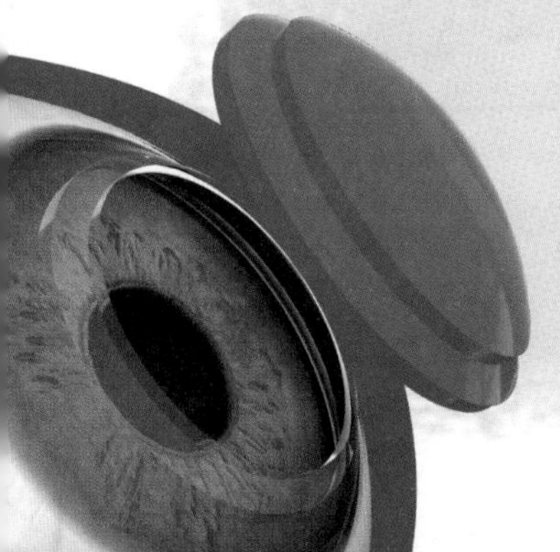

《科普热点》丛书编委会

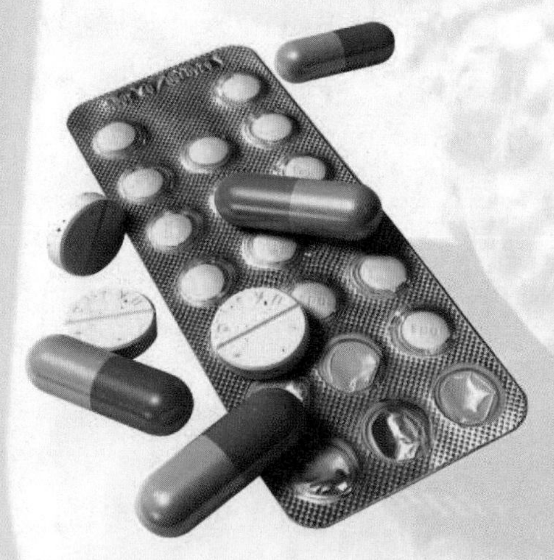

策划编辑　肖　叶　邓　文

责任编辑　郭　璟　白李娜

封面设计　阳　光

责任校对　王勤杰

责任印制　李晓霖

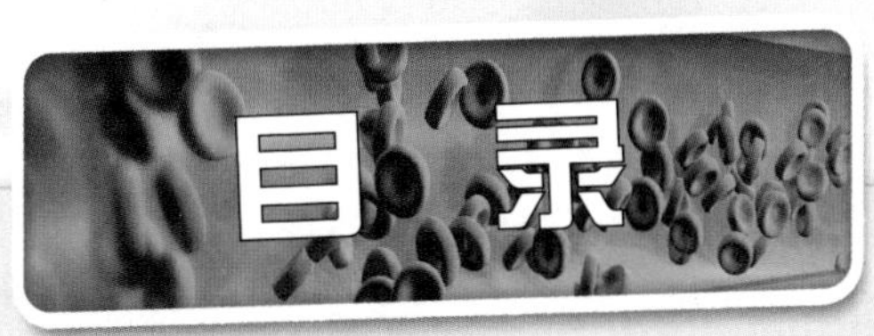
目录

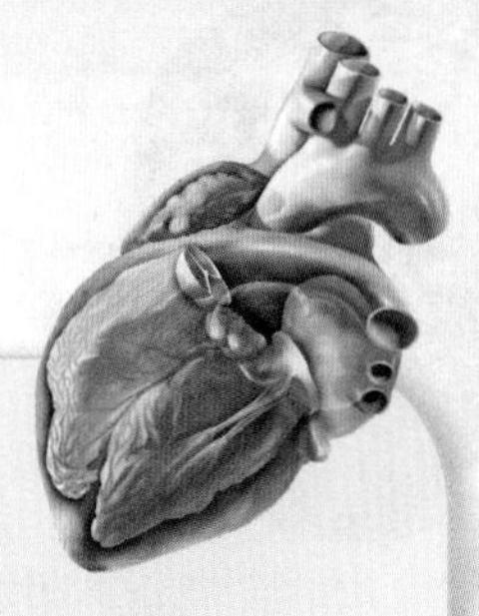

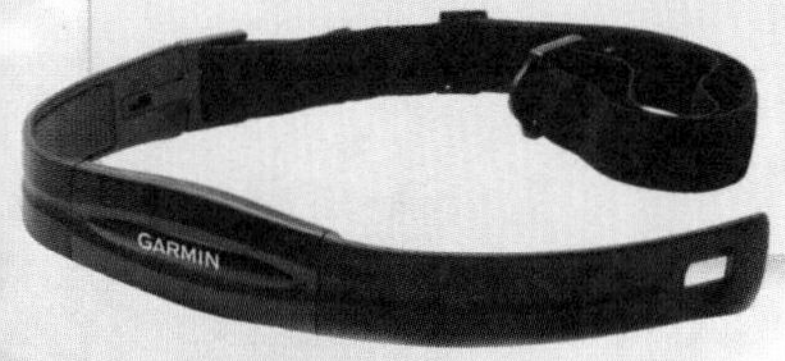
GARMIN

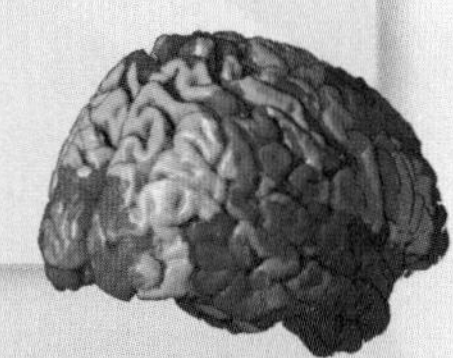

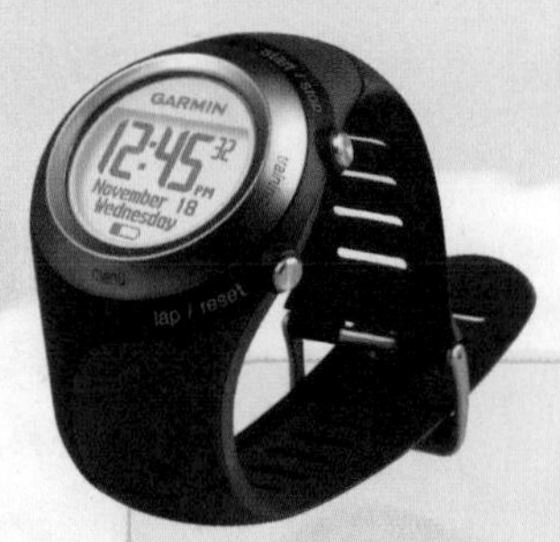
GARMIN
12:45
November 18
Wednesday
lap / reset

第一篇
看得更远更清晰
——高科技与眼睛保护

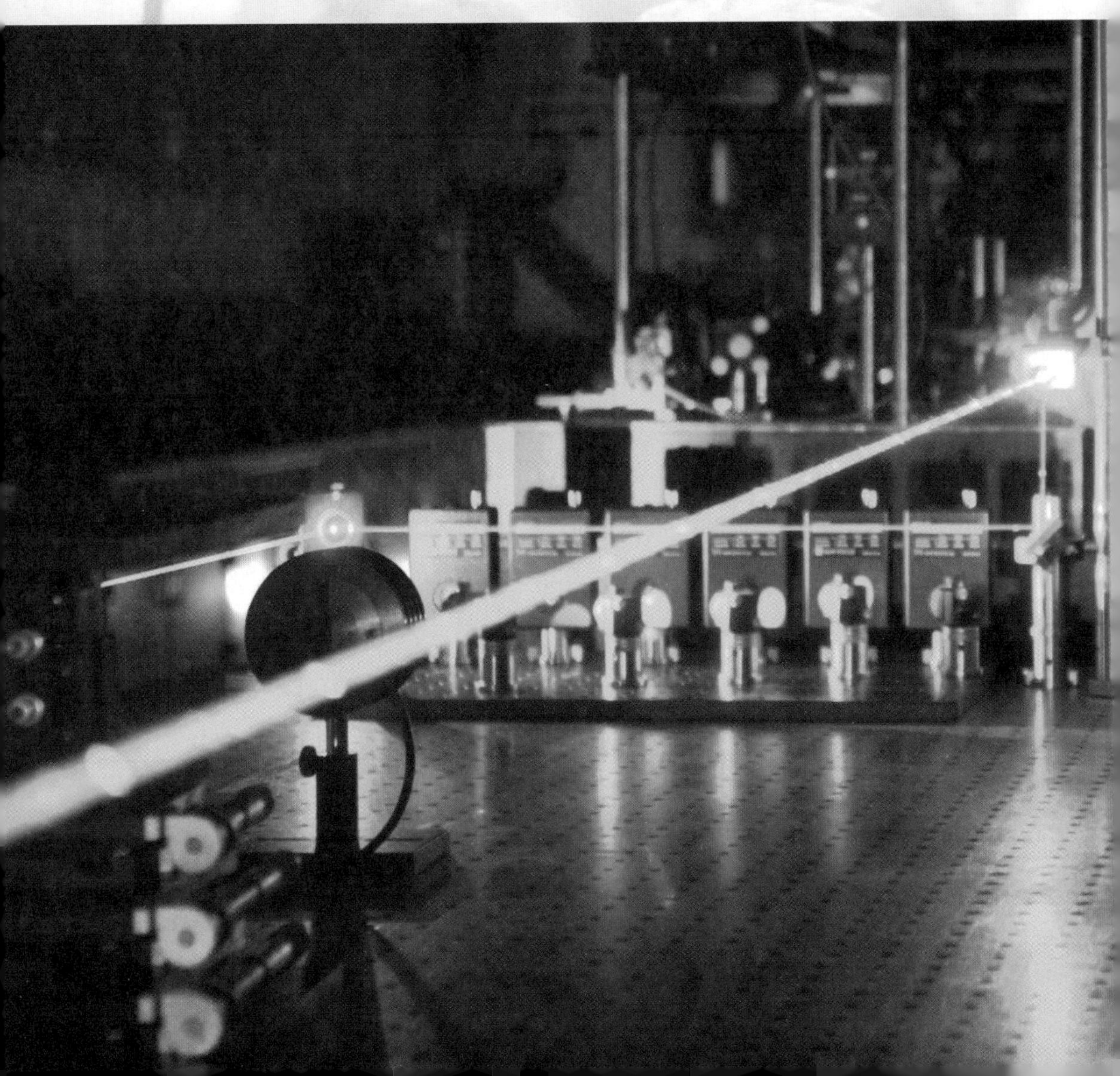

激光治疗近视

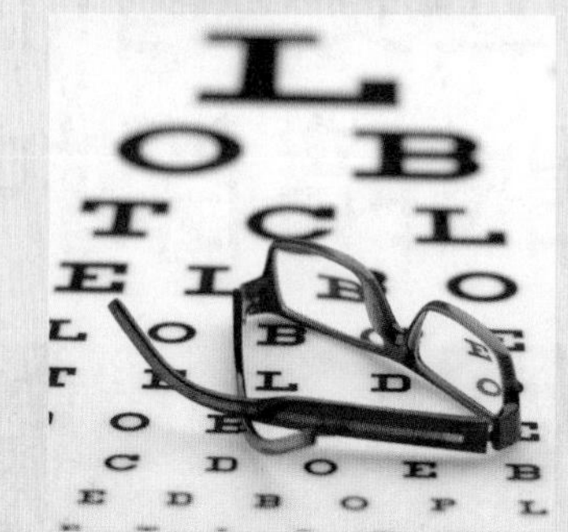

眼睛是心灵的窗户，也是人们观察世界的窗口，人对外界信息的获取有70%左右是通过眼睛“看”到的。由此可见，眼睛对于我们是多么重要。

近视者还要不要戴眼镜呢?

现代社会人们用眼的时间大大延长，得近视的可能性也越来越大了。尤其是广大青少年，学习任务繁重，又特别喜爱看电视、玩电脑、看漫画书，很容易得近视。近视是人类最常见的眼病之一。目前，人类近视眼的平均发病率为22%，而我国近视发生率高达33%，是近视发病率最高的国家之一。那么，在科学技术高速发展的今天，近视究竟能不能治？我们还要不要戴眼镜呢?

准分子激光是氟化氩气体混合后经电子束激发产生一种人眼看不见的超紫外线的光束，属冷激光，波长为193nm，能精确消融人角膜预计要除掉的部分，而不损伤周围组织和刻蚀面深层组织器官。

早期的近视治疗手术叫角膜放射切开术。这种手术是在眼睛的角膜上做4~12条放射状切口，使角膜曲率半径增大，从而达到矫正近视的目的。但是，这种方法本身就是对角膜的损伤，危险性很大。

20世纪80年代，国外出现了更先进的方法，即准分子激光术。这是一项集电脑、激光、生物医学为一体的高技术。它是通过激光发射器发射出激光，在电脑控制下，精确地将角膜的一部分汽化，使其弯成中央深、周围浅的凹面，增大角膜曲率半径，

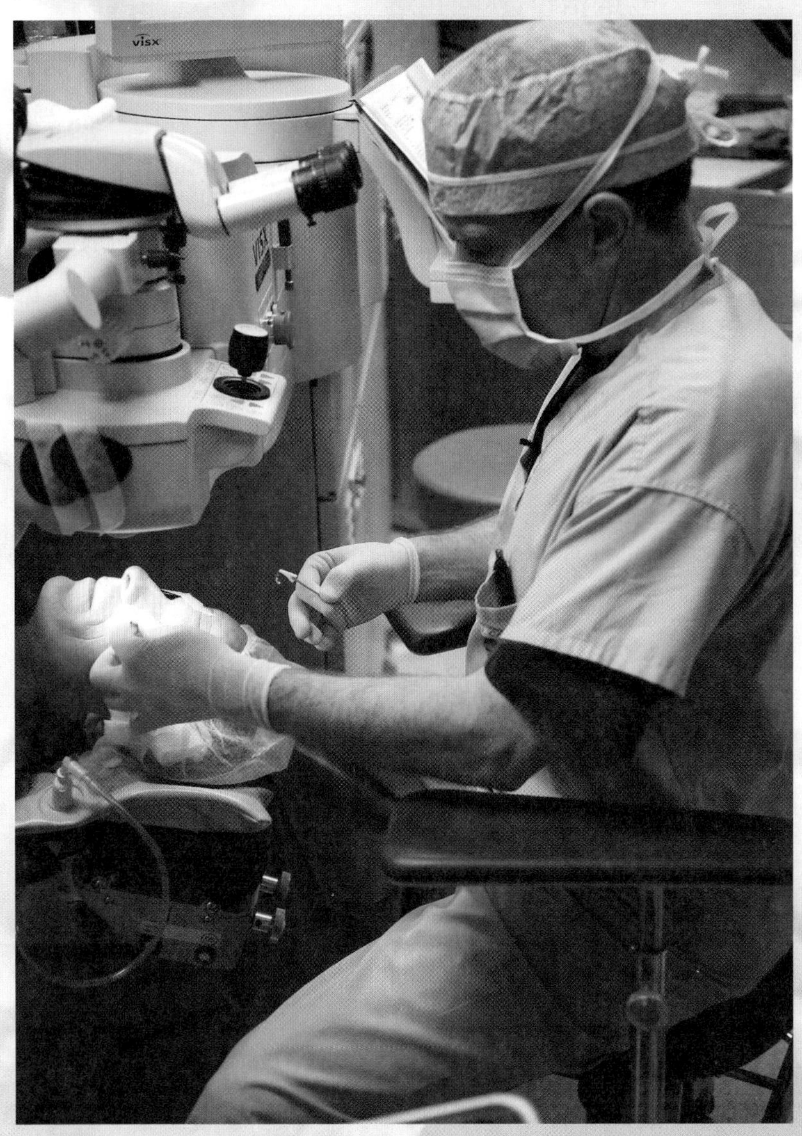

采用准分子激光术治疗近视

从而矫正视力。采用准分子激光术治疗近视，稳定可靠，安全性很高，手术时间很短，只需要短短的数十秒钟即可完成，而且手术后病人不用住院，不影响正常的生活和学习，这是一种比较理想的治疗近视的手术方法。

近年来，在准分子激光术基础上又出现了准分子激光角膜磨镶术，眼科大夫利用自动微型角膜板层切削刀，在患者角膜中央先切出一个合适的角膜瓣，将它掀起，然后直接在基质表层进行切削，最后把掀起的角膜瓣重新复位。这样做

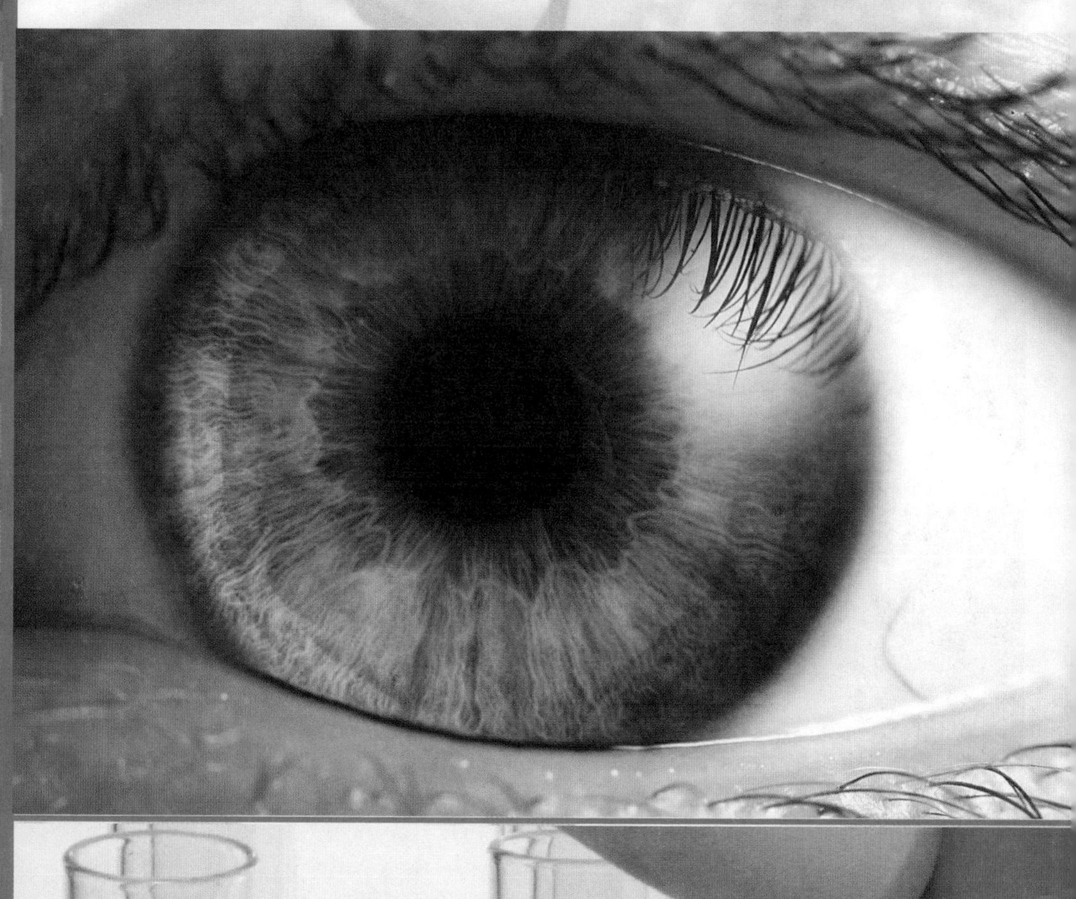

▼ 保护眼睛，预防近视

可以保存角膜组织的完整性，使角膜在手术后接近正常的生理状态，避免了角膜浑浊的危险。这种手术损伤较小，视力恢复快，副作用很小，一次矫正不足还可以再次做手术，特别适用于600度以上的近视治疗。

不过，并非所有的患者都适合准分子激光手术，比如：有急性眼科疾病的人群不适合做手术；年龄低于18岁、高于50岁的人群不适合做手术；有视网膜病变、严重眼底病变的人群，也要筛除掉。此外，接受准分子手术人群的角膜需要有一定厚度。专家表示，据统计，大约有将近1/5的病人在进行准分子激光手术前，可能因前期检查而被筛选排除在外。

2011年，不少患者开始运用更为先进的“飞秒”激光手术治疗近视。这种激光是以脉冲形式运转的，持续时间短，刀口可以精确到微米，可以说把近视手术真正带到了“无刀”时代。总体上看，激光治疗近视是有效的。但患者一定要抱着谨慎对待的态度。最关键的，人们从小就要注意保护好眼睛，这才是最重要的。

准分子激光手术最早起源于1970年，1985年第一次应用于人眼。随着理论和技术的进步，该技术在20世纪90年代得到了迅猛的发展，成为手术治疗近视的最主要方式。而我国在20世纪90年代初引入准分子激光手术后，全国已经有数百万近视患者施行了近视手术。

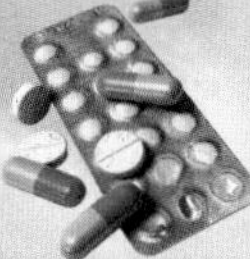

电脑验光利与弊

需要配眼镜的时候，我们是去眼镜店用电脑验光，还是去医院眼科采用传统的方法验光？到底哪种方法验光好呢？

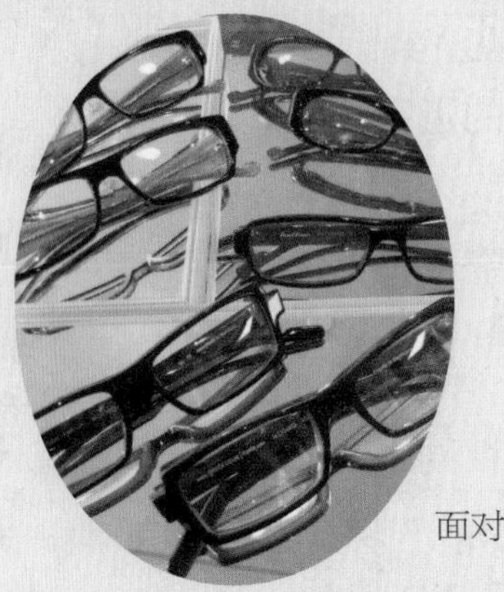
面对各种眼镜，应当如何选择呢？

小明学习认真刻苦，在考试中也经常取得优异的成绩，但长时间用眼也使小明成了近视眼，需要戴眼镜了。

那么，就让我们来谈一谈电脑验光法吧。电脑验光设备是光学、电子、机械三方面结合起来的仪器，其原理与视网膜检影法基本相同，另外采用红外线光源及自动雾视装置达到放松眼球调节的目的，采用光电技术及自动控制技术检查屈光度，并可自动显示及打印出屈光度数。此法操作简便，速度快，是验光技术的一大进步，很受眼镜店的欢迎，因此一般去眼镜店配眼镜基本上都推荐电脑验光。

但是，电脑验光并不是很准确，许多人在不同地方、不同时间验出来的度数不一致，有的人根据电脑验光配制的眼镜带上后，感到不舒服，甚至出现头晕眼花的现象。

电脑验光到底有什么缺点呢?电脑验光对于眼睛的测量结果存在一些偏差，并且只能对被检者屈光的大致范围作出检测。电脑验光的另一大缺陷还在于它只在一瞬间就完成了操作的全过

▼ 电脑验光设备

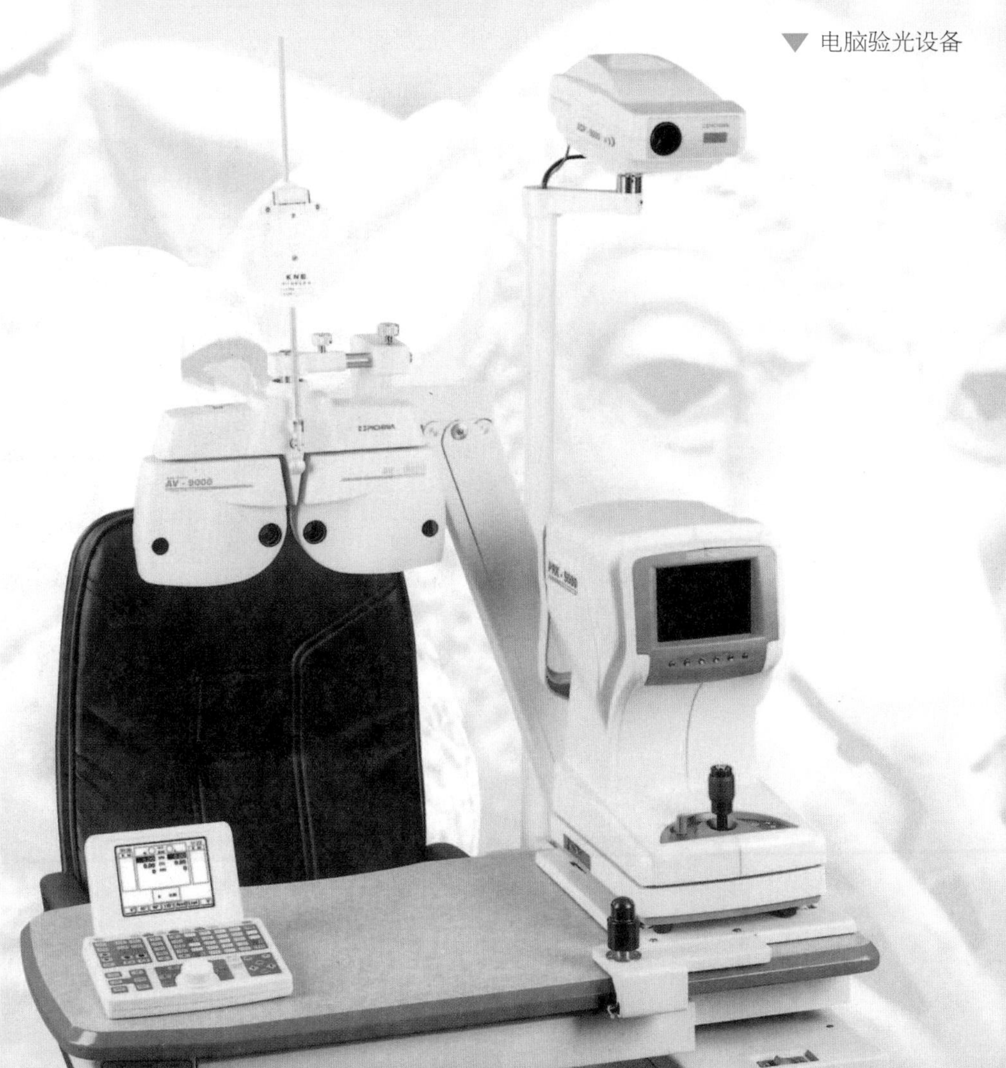

电脑验光发展于20世纪70年代，属于客观验光法。

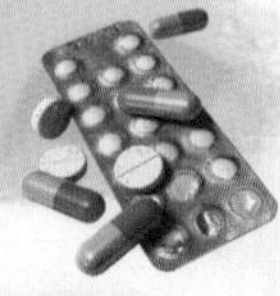

程，就好比照相机快门一闪而过，容易造成被检者紧张，视力度数也随之瞬间上升，进而导致检测结果不准确。其次，电脑验光结果引起的误差也不能排除验光员操作不当和主观偏见，以及机器本身质量的稳定性或者机器老化而导致验光结果不准确。 因此电脑验光结果只能供临床参考，不能直接作为配镜处方。

医生发现，近视特别是青少年近视，经过电

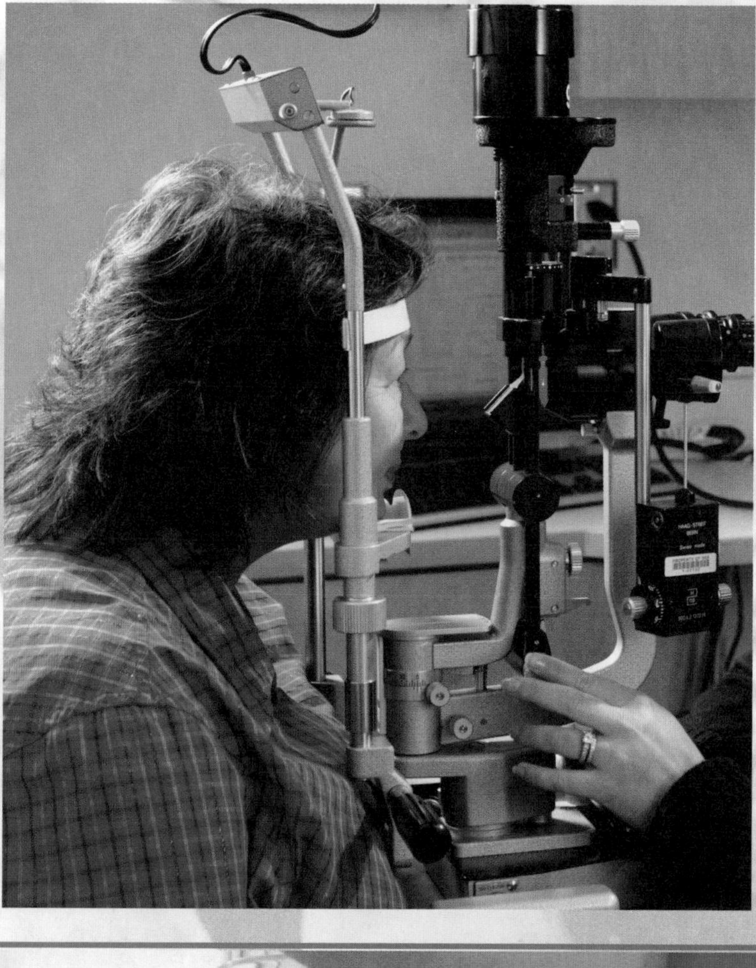

电脑验光

脑验光得出的近视度数往往比实际高，一般能超出100度左右；远视和散光的电脑验光结果也有一些偏差，这是怎么产生的呢？

原来，人的眼睛每时每刻都会根据外界的物体而自动调节，看近处的东西时，眼睛的屈光状态会调节成近视状态；眺望远方时，屈光状态则会调节成远视状态。电脑验光法是以不可见的近红外线作光源，对眼睛的感光细胞不产生刺激，因此，不会使眼睛产生调节，也不能消除眼睛已经存在的调节状态，这样会出现一些误差。

医生建议，近视尤其是青少年近视患者，不要过分相信电脑验光的所谓高科技，电脑验光有其先进的一面，但也存在一些缺点。最好将电脑验光作为初验检查，再采用传统的一些验光方法，得出一个比较准确的屈光度，配上一副合适的眼镜。实际上，在医院验光是最准确的，因为医生会使用药物放松瞳孔，对眼睛进行详细的检查。

青少年的睫状肌调节力强，变化因素多，导致电脑验光的偏差就会更大。而且青少年中有很大部分的近视眼属调节性近视或称假性近视，如果确需采用电脑验光法，验光之前也应使用阿托品眼水，待充分麻痹睫状肌后再进行，特别是12岁以下的儿童选择验光方法时就应该更加谨慎。

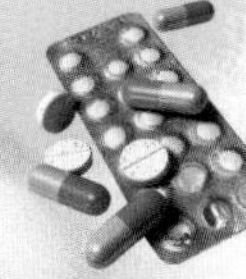

神奇的角膜移植

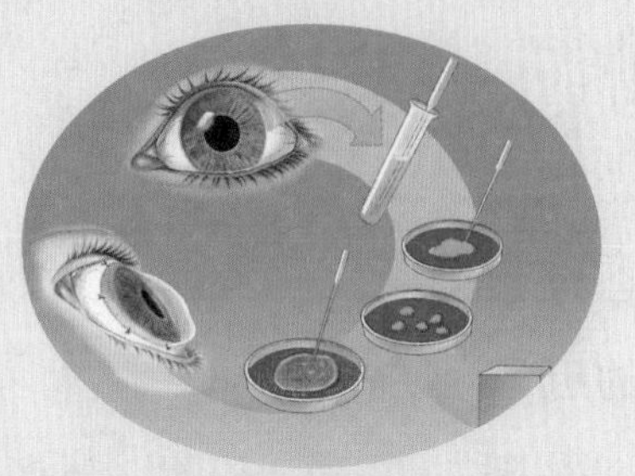
角膜移植是一个很复杂的过程

常有人问，眼球坏了，能换一个眼球吗？到目前为止，医学发展还不能做到这一步。但如果角膜浑浊了，确实可以换一个，这就是角膜移植。

第一例成功的角膜移植是萨米埃尔·比格在拿破仑战争之后做的。他当时被关押在埃及的监狱里，但他设法为一只宠物瞪羚移植了角膜。后来，德国外科医生爱德华·泽尔，在1906年设法将一个人的角膜移植到另一个人的眼睛上。第二次世界大战之后，细针和细丝线的出现使外科医生能够更精确地缝合移植的角膜。今天，激光使这种手术更加容易。

人的角膜浑浊了，可以换一个，这就是角膜移植。医生从供眼角膜的相应部位取下所需要的部分，然后切掉病眼角膜的浑浊部分，再把已经准备好的供眼角膜移植和固定到病眼角膜上。经过两个星期的时间，移植的角膜就成活了。如果术后角膜移植片透明，病人的视力就会明显提高。

角膜移植分为光学角膜移植和治疗性角膜移植，前者是为了提高视力，后者是为了切除病变或修复瘘洞。例如角膜溃疡或角膜瘘，可以移植角膜遮盖瘘洞。根据角膜移植的范围又可以分为全角膜移植和部分角膜移植；根据移植片的厚度分为穿透性移植和板层角膜移植。

角膜移植是一个很复杂的过程，手术能否成功受多方面因素的影响。

首先要有供移植的角膜。目前最好的材料仍然是同种的异体角膜。具体讲，就是需要在死者死后8小时以内摘下眼球，经无菌处理，冷藏在冰箱或眼库（一种专门保存眼球的冷藏库）里，尽早施行手

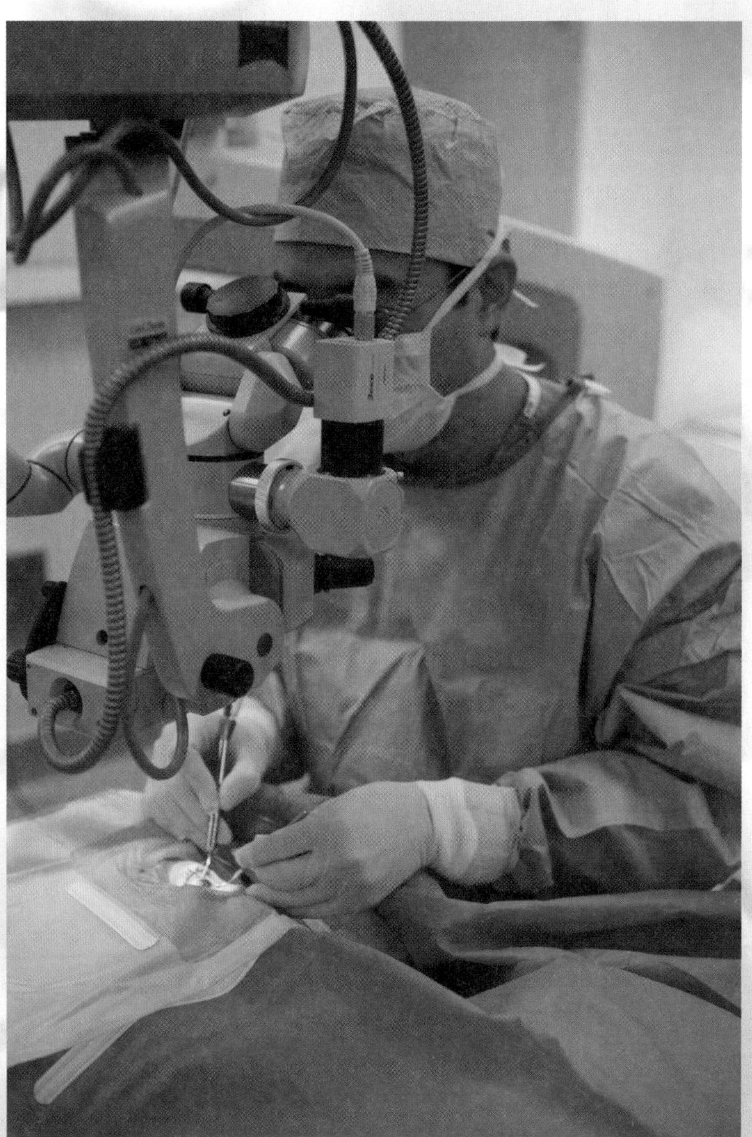

正在实施角膜移植手术

术。这种角膜来源非常宝贵，如果拖延时间，尸体眼球死亡的时间过长，角膜浑浊了，就不能移植了。

其次是病眼是否适于做角膜移植术。有的病眼已经没有光感，这表明眼内结构已经破坏，移植角膜也没有用。有的病眼虽有角膜浑浊，但还有一定视力，这时是否做角膜移植，还要慎重考虑。因为角膜移植不是个个都能成功，如果移植片浑浊，术后视力可能还不如术前好。所以如果残留的视力还可以接受的话，一般不必做这种手术。还有一种情况，虽然适于角膜移植手术，但有

▼ 人工角膜可能会脱落

青光眼或其他并发症，这就要先治疗这些眼病，然后再考虑角膜移植手术。

由于角膜来源困难，又存在免疫反应，眼科医生正在研究试用“人工角膜”。人工角膜是用医用高分子材料制成的类似人体角膜的产品，一般包括光学镜柱和周边支架两部分。光学镜柱是用光学特性优良、物理化学性质稳定的透明材料制成，用以替代病变后阻碍眼球光学通路的浑浊角膜；周边支架相当于连接光学镜柱和周边组织的桥梁，故而要求具有良好的组织相容性。但是，有的病人在术后一段时间，发生人工角膜与角膜组织间漏水，最后人工角膜脱落。看来，使用人工角膜还存在一些待解决的问题。

据报道，2010年，中国海洋大学研究人员在历经9年时间后终于研制成功具有应用价值的人工角膜内皮，并投入临床试验，有望在三至五年内研制出完整人工角膜，为世界上约6000万角膜盲患者带来福音。

据世界卫生组织统计，全世界约有角膜盲患者6000万人，中国约有500万人。角膜移植是角膜盲患者复明的唯一希望，但由于捐献角膜的数量极其有限，全国每年能进行的角膜移植手术仅有3000至4000例，不足全部角膜盲患者的千分之一。

用激光治疗眼病

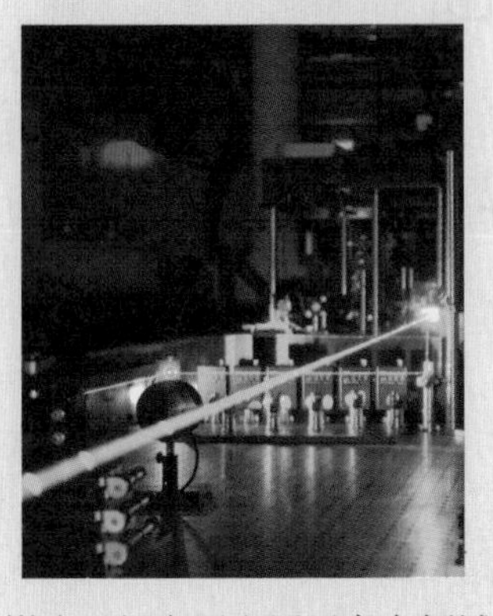
激光已经广泛应用于多个领域

随着科技的迅速发展，目前激光已成为许多眼底病的主要治疗方法。激光治疗眼底病的原理是通过光的热效应，对视网膜进行光凝，抑制新生血管因子的生长，改善视网膜的缺氧状况，从而控制病情的发展，防止并发症，达到治疗的目的。

激光是20世纪60年代初发现的一种新光源，随着近代科学的发展，激光已广泛用于军事、工业、农业、医学等领域。

激光治疗眼病有独到之处。激光有很多物理效应，如光热效应、电磁场效应，而视网膜有丰富的色素，容易吸收光能并转化为热能，从而可达到治疗的目的。激光具有光谱纯、发射角小、方向性好、能量密度高、发射时间短等特点，适用于结构精密的眼病康复治疗。

目前用激光治疗眼科疾病主要有：封闭视网膜破孔，治疗视网膜脱落；凝固新生血管、血管瘤，治疗眼底病；虹膜切除，治疗继发性青光眼；封闭黄斑部渗漏点等等。眼科的激光治疗给许多患者带来

眼科常用的激光器有以下几种：红宝石激光器，主要应用广泛封闭视网膜破孔和虹膜切除术；氩离子激光器，应用于封孔和切除术；氦氖激光器，用于病灶照射；二氧化碳激光器，用以切除眼睑、结膜的肿物；此外，还有冷激光、染料激光等，也用来治疗眼睛的疾病。

了福音。

为什么激光能封闭视网膜上的破孔呢?那是因为当激光通过眼的屈光间质到达破孔附近的视网膜上时，被视网膜色素上皮所吸收，产生发热效应，局部温度急剧上升，组织气化，最后产生瘢痕性粘连，达到封闭视网膜破孔的目的。医学家认为激光封闭视网膜破孔，一般是在视网膜下无积液或仅有少量积液时，单纯的黄斑破孔或黄斑部附近的破孔，用激光治疗效果最好。对于视网膜下有较多积液的病人，医生会先手术放液，然后再用激光封闭破孔。

使用激光治疗眼病

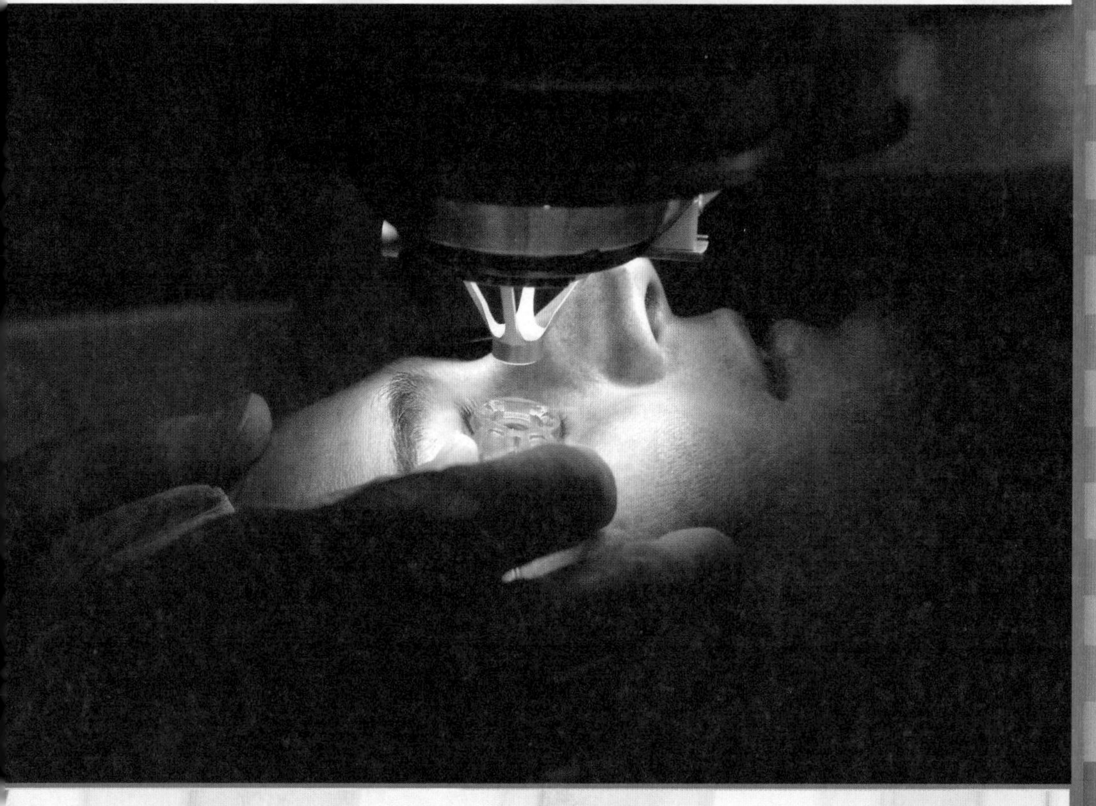

激光还可以治疗青光眼。青光眼是眼科的一种疑难病，种类很多，常见的有急性和慢性两类，其中女性急性充血性青光眼较多，是一种眼内压增高且伴有角膜周围充血、瞳孔散大、眼压升高、视力急剧减退、头痛、恶心、呕吐等主要表现的眼痛。危害视力风险极大，是一种常见疾病。青光眼目前的激光治疗主要分为四种类型：① 周边虹膜激光打孔术：适用于早期原发性或继发性闭角型青光眼的治疗。

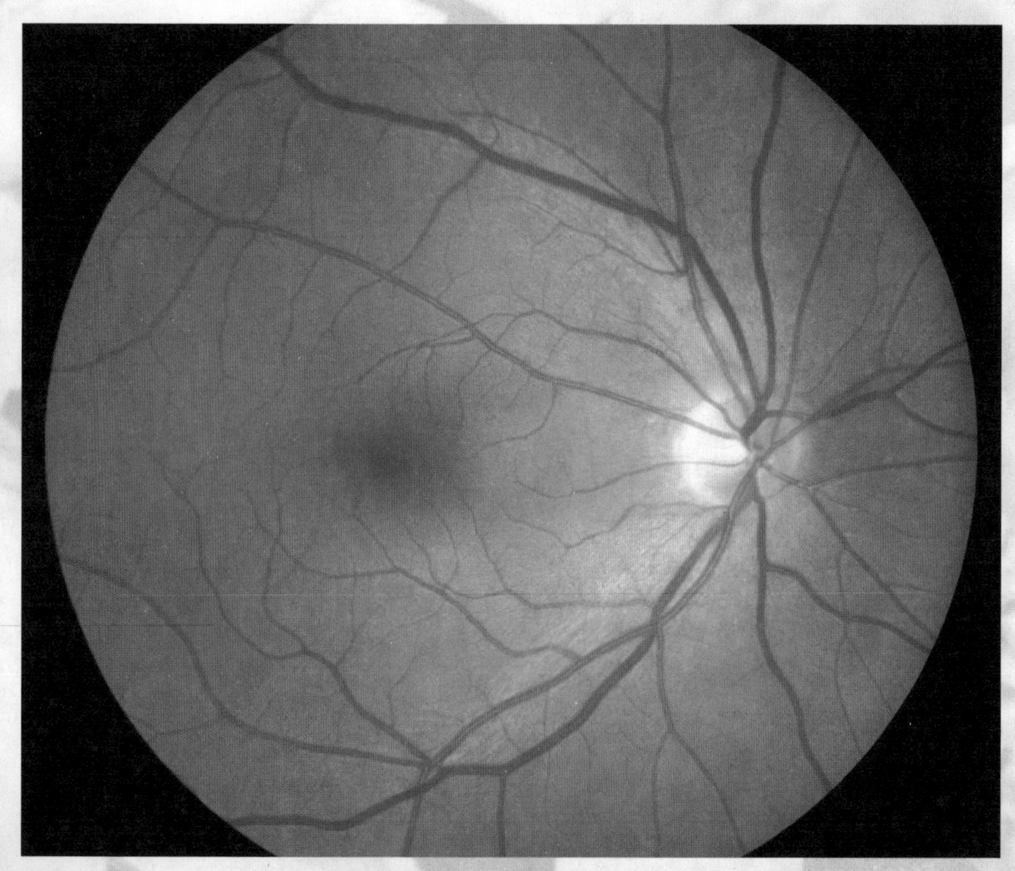

▲ 视网膜

② 激光小梁成形术：适用于原发性开角型青光眼的治疗。③ 周边虹膜激光成形术：适用于部分虹膜根部肥厚的闭角型青光眼的治疗。④ 睫状体激光光凝术：适用于晚期青光眼，以及一般药物或手术不能有效控制眼压的青光眼的治疗。

激光治疗青光眼的优点很多：操作简单、快速、方便，患者痛苦小，门诊就可以动手术；可重复多次激光治疗。另外，激光作用点精确，邻近组织损伤小，因此患者术后反应轻，恢复快，并发症少。若激光手术失败，也不影响用其他手术治疗。不过激光治疗并不能用于所有类型的青光眼；而且术后通常需要药物治疗；远期效果也还有不确定性。

激光治疗眼底病的目的在于巩固或改善现有的视力，降低恶化的危险，解除失明的威胁，防止并发症，即使光凝很成功，以后的病情也可能复发，光凝后需定期复查。

眼底荧光血管造影

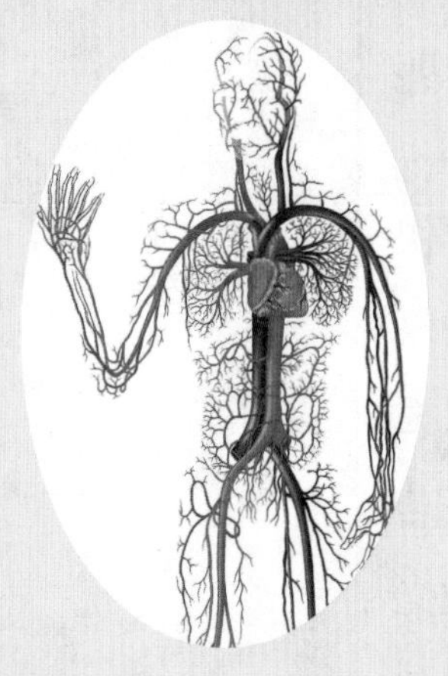

荧光血管造影的应用相当广泛，不仅可用于眼底病，对眼前部的病变也可应用，但更多的是应用于眼底疾病。

人体的血管纵横交错

眼底荧光血管造影是将能产生荧光效应的药液快速注入血管，同时应用加有滤色片的眼底镜或眼底照相机进行观察或照像的一种检查法。

人的全身布满了蜘蛛网般纵横交错的血管，有的位于身体的深部组织，有的位于皮下的浅表组织，但人们一般都无法直接看到，只有眼底血管是全身唯一能直接看到的血管。我们用一种特殊的检查器械，就能清清楚楚地看到眼底血管的动脉和静脉的形态、搏动以及血液流动情况。医生通过眼底检查可以诊断许多眼部疾患。

随着科学技术的发展，人们突破了以往静态地观察眼底的方法，开始选用荧光素进行血管造影，这样，就可以动态地观察眼底，还可以将眼底每分每秒的变化用照相机拍摄下来。这项技术的最大优点是为许多全身疾病和眼底疾病的病因、诊断、鉴别、治疗和预防提供准确的依据。

那么，荧光血管造影究竟是怎么回事呢？

我们都去照相馆拍摄过普通照片。同样，眼球里边的病变，也可通过瞳孔用照相机拍摄下来，这就是照普通眼底相。而荧光血管造影却是一种特殊的眼底照相。它将一种叫荧光素钠的药液注入血管内，这些药液经过血液循环进入眼内血管，同时，在眼的前面放一台荧光眼底照相机，它装有特殊的滤光片系统，光线经过滤光片进入眼底，激发眼底血管内的荧光素发出荧光，当医生看见血管内的荧光

▼ 荧光血管造影

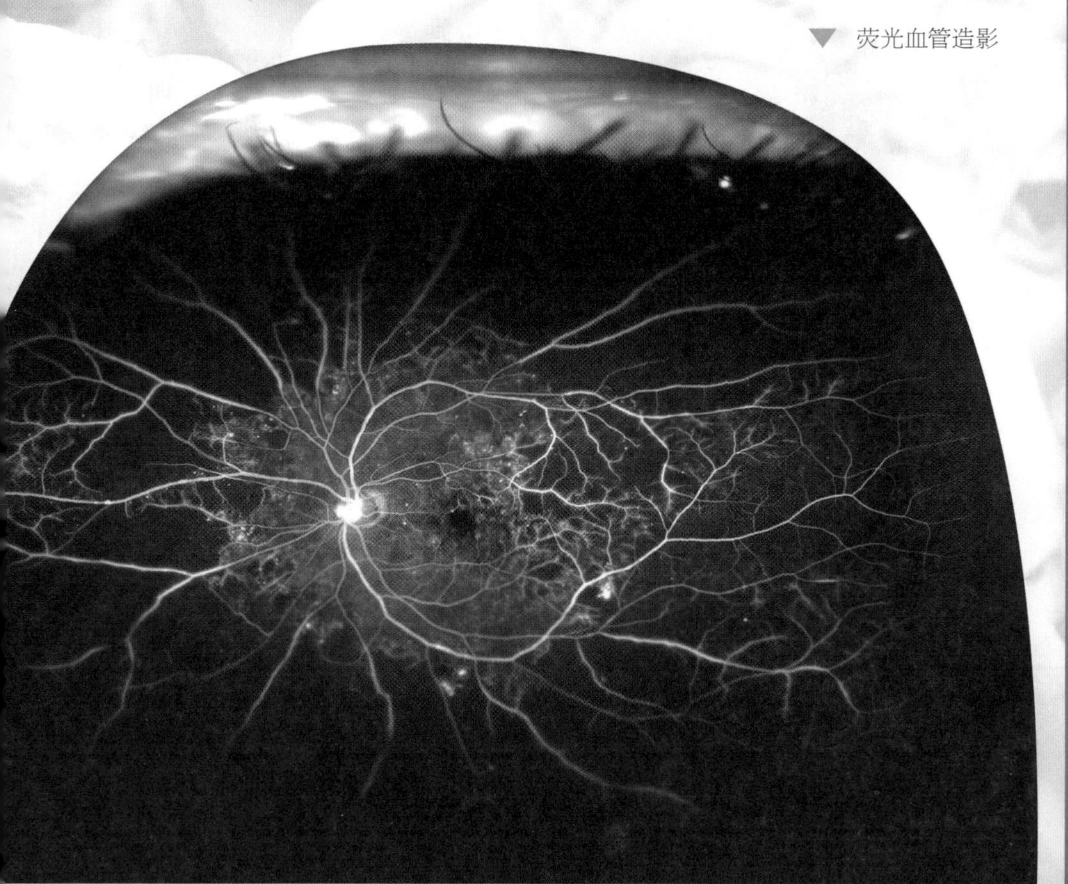

时就可以开始拍照。这种照相机是一种高速全自动照相机，每秒可拍1~3张，根据病情需要，一次可拍30张左右。通过这种检查方法，可以完整地记录下荧光素在眼内流动和分布的情况，这样医生就可以对病变做进一步的分析。

由于荧光素钠药液随血流运行时可动态地勾画出血管的形态，加上荧光现象，提高了血管的对比度和可见性，使一些细微的血管变化得以辨认；脉络膜和视网膜的血供途径和血管形态不同，造影时可使这两层组织的病变得到鉴别；脉络膜荧光可衬托出视网膜色素上皮的情况；血管壁、色素上皮和视网膜内界膜等屏障的受损可使染料发生渗漏，这样就可检查到许多单用眼底镜发现不了的情况，而且利用荧光眼底照相机连续拍照，使眼底检查结果更客观、准确和动态，从而为临床诊断、治疗、疗效观察、预后评价以及探讨发病机理等提供有价值的依据。

荧光素可引起病人恶心、呕吐、荨麻疹、低血压、皮肤暂时性黄染等反应。药物24～48小时后经小便排出，因而小便可能变黄。

荧光血管造影，方法简单，病人没有什么痛苦，只需打针照相，半小时即可完成检查，个别病人可能需要的时间长一些。做荧光血管造影也很安全，极少发生意外。当然，对患有严重心脏病的病人和严重过敏体质的病人要特别小心。荧光素钠是一种染料，进入组织后呈现鲜艳的黄绿色，可以很快由肾脏排出，做过此检查之后1~2天内，受检查者的小便会呈黄绿色，待药物排尽后就会恢复正常。

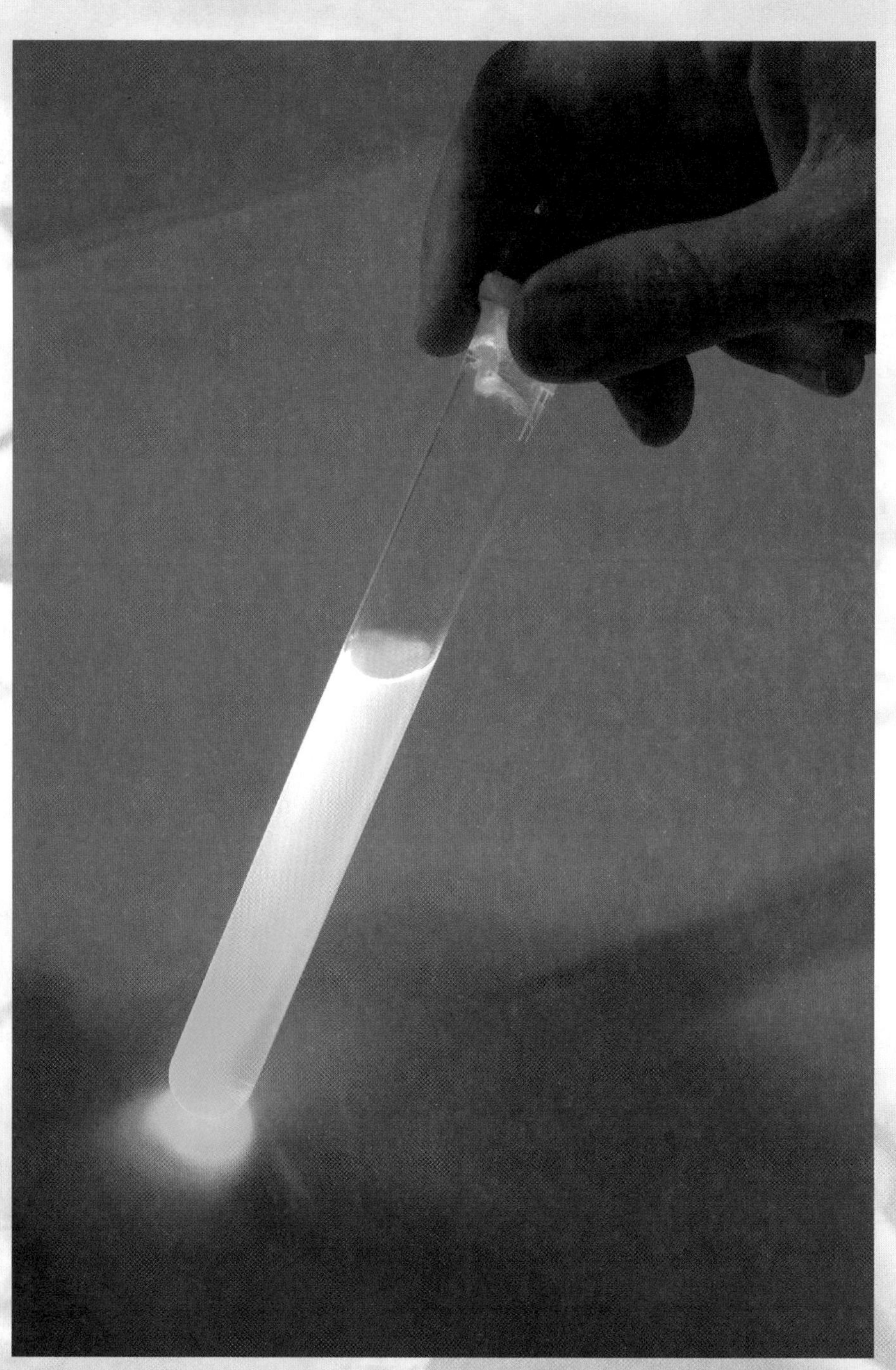

▲ 荧光素可能引发不良反应

X射线，眼睛杀手

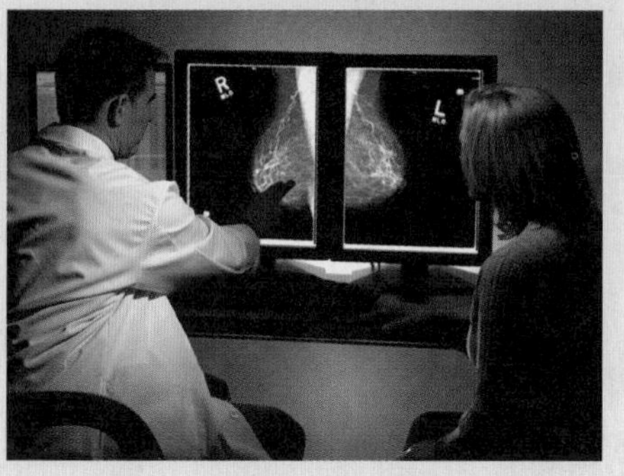

X射线被广泛应用于医学影像

X射线被广泛应用于医学影像，但有多少人知道它对眼睛的危害呢？

X射线是由高速电子撞击物质的原子所产生的电磁波。波长介于紫外线和γ射线之间。由德国物理学家W.K.伦琴于1895年发现，故又称伦琴射线。

X射线具有很高的穿透本领，能透过许多对可见光不透明的物质，这种肉眼看不见的射线可以使很多固体材料发生可见的荧光。它不光能够使照相底片感光，还能够使气体发生电离，放电激发温度变化。X射线因此被广泛应用于医学影像。

1896年2月，苏格兰医生约翰·麦金泰在格拉斯哥皇家医院设立了世界上第一个放射科。X射线的用途主要是探测骨骼的病变，但对于探测软组织的病变也相当有用。常见的例子有胸腔X射线，用来诊断肺部疾病，如肺炎、肺癌或肺气肿；而腹腔X射线则用来检测肠道梗塞、自由气体（free air，由于内脏穿孔）及自由液体（free fluid）。

借助计算机，人们可以把不同角度的X射线影像合成为三维图像，在医学上常用的电脑断层扫描

（CT）就是基于这一原理。随着现代科学的发展，X射线的应用越来越广泛，大家都会碰到接触X射线的场合，因此了解X射线对眼睛的损伤及如何防护是很有意义的。

X射线对眼睑、结膜、角膜、晶状体、视网膜、视神经等都可引起损伤，最主要的损伤对象是晶状

▼ 胸腔X射线可以诊断肺部疾病

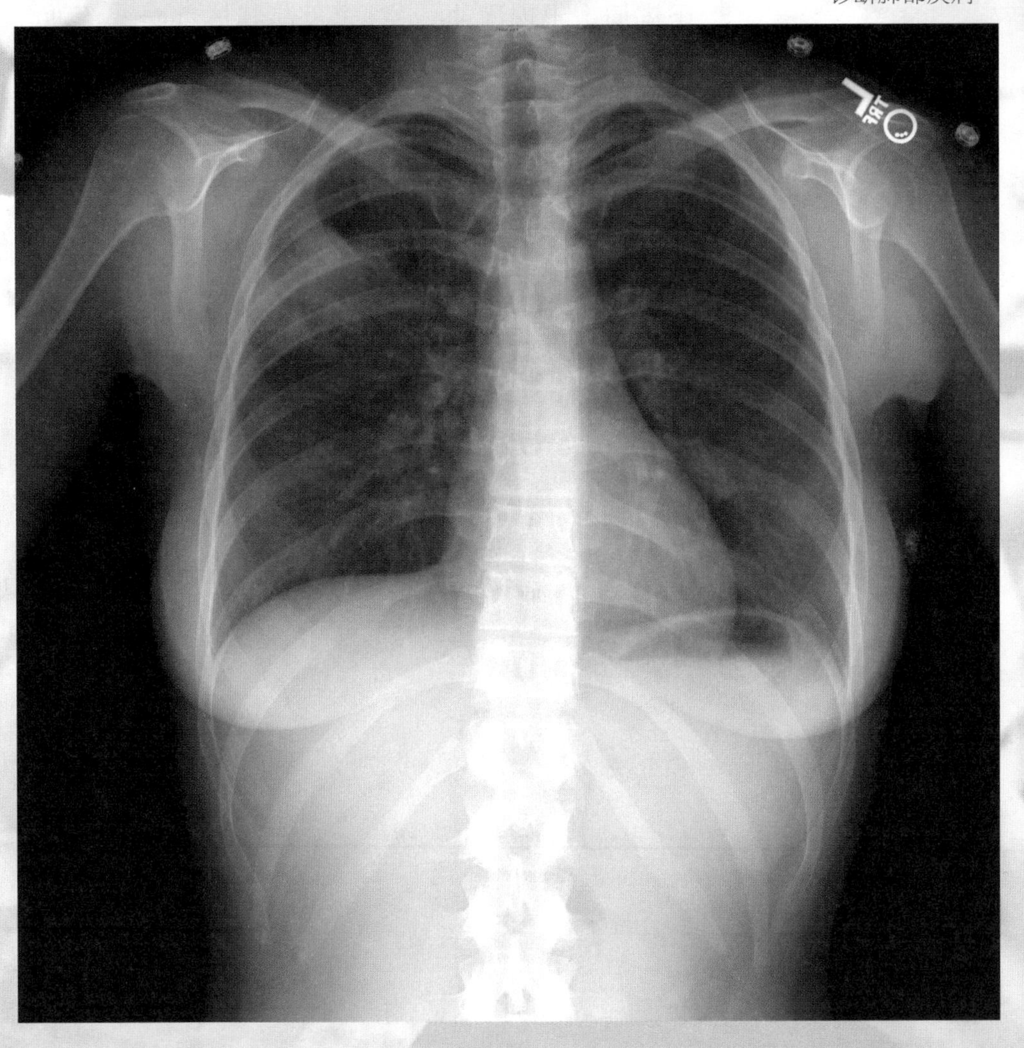

体。X射线辐射所致的晶状体浑浊叫做放射性白内障。这和微波引起的白内障有点类似。

放射性白内障起始于晶状体后基部后囊下的皮质。如果用裂隙灯显微镜观察，可以看到这个部位有点状浑浊及空泡，也可能出现球状浑浊。如果进一步发展，后囊下皮质会呈蜂窝状浑浊，这时前囊下皮质也出现浑浊，最终全部晶状体都会变浑浊，眼睛就失明了。

从事X射线工作的技术人员，如果视力减弱，就应该进行这方面的检查。有时，医生发现接触X射线较多的人的晶状体有浑浊点出现，会怀疑是否由于接触X射线而引起了放射性白内障。

▼ X射线可能引发放射性白内障

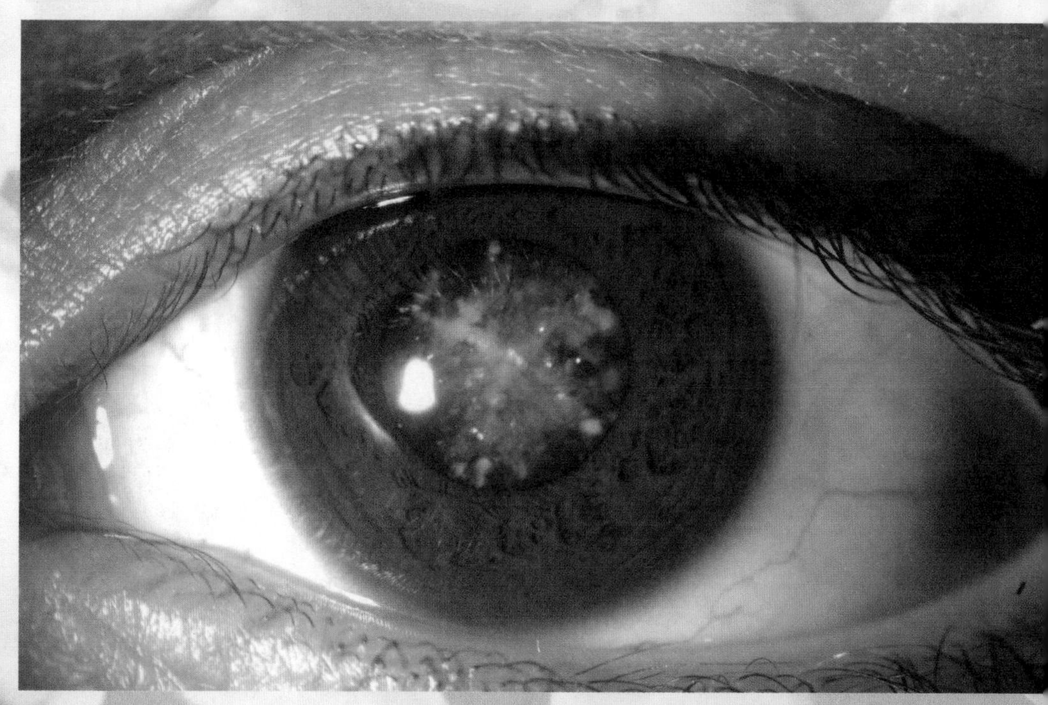

首先需要说明，晶状体有浑浊点并不意味着一定是发生了放射性白内障。用医学器械观察正常人眼的晶状体，几乎人人都可以发现有浑浊点。而只有在晶状体后基部出现浑浊点，才需要考虑是否有病。进一步讲，即使是后基部出现浑浊点，也不能确定是X射线所致，因为其他类型的白内障也可能起始于晶状体的后基部。

那么，如何确诊放射性白内障呢？这需要综合考虑，那就是，具有典型的白内障形态、接触过一定剂量X射线等情况。

但并非接触了X射线就必然引起放射性白内障。根据卫生学调查及动物试验，接触小剂量X射线不会引起白内障，比较大的剂量才有可能引起白内障。

除X射线外，γ射线、β射线等均可引起放射性白内障。由此可见，不仅接触X射线的工作者，接触原子反应堆、高能加速器、放射性元素的科技人员，都应该加强防护。

接触X射线的工作人员应注意采取保护措施，比如：减少接触X射线的时间；增大与X射线的距离；设置屏蔽；戴铅防护眼镜等。

超声波，眼科好助手

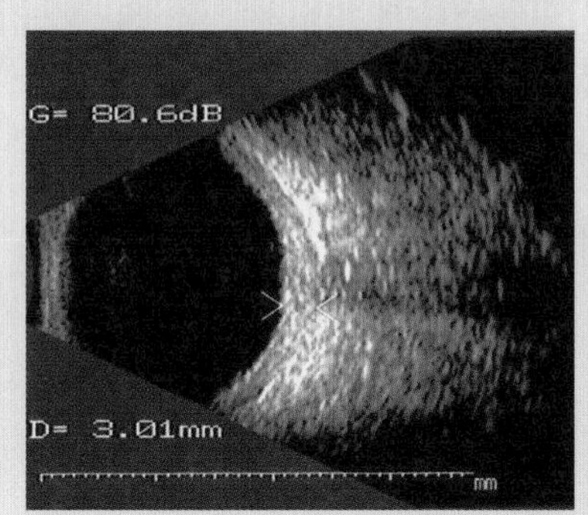

利用超声波为眼科诊治服务

超声波是频率高于20000赫兹的声波，它方向性好，穿透能力强，可用于测距、测速、清洗、焊接、碎石、杀菌消毒等。今天，超声波已经在医学上被广泛应用。

超声波因其频率下限大约等于人的听觉上限而得名。1956年，超声波就作为一种新的工具被用于眼科领域的诊治，几十年来发挥了相当大的作用。

要使用超声波来为眼科诊治服务，首先就要了解有哪几种超声波，它们各有什么特点。医学上使用的超声波主要有四种，即A型、B型、M型和D型。

超声波对眼球内肿瘤的观察有很大的帮助，可以测定肿瘤的性质、大小、部位、形状等，还可以了解肿瘤的生长、发展情况。

A型超声波是通过向眼球内发射超声波射束，使其碰到眼球、眼眶的不同组织的界面，由于不同的组织界面的性质不同，回声也不同，用探头接收到不同的回声，并在示波屏上显示出来，从而可以测定不同组织界面的距离。

B型超声波是将各组织的超声回声信号以亮点和线的形式表现出来，从而在荧光屏上显示超声波

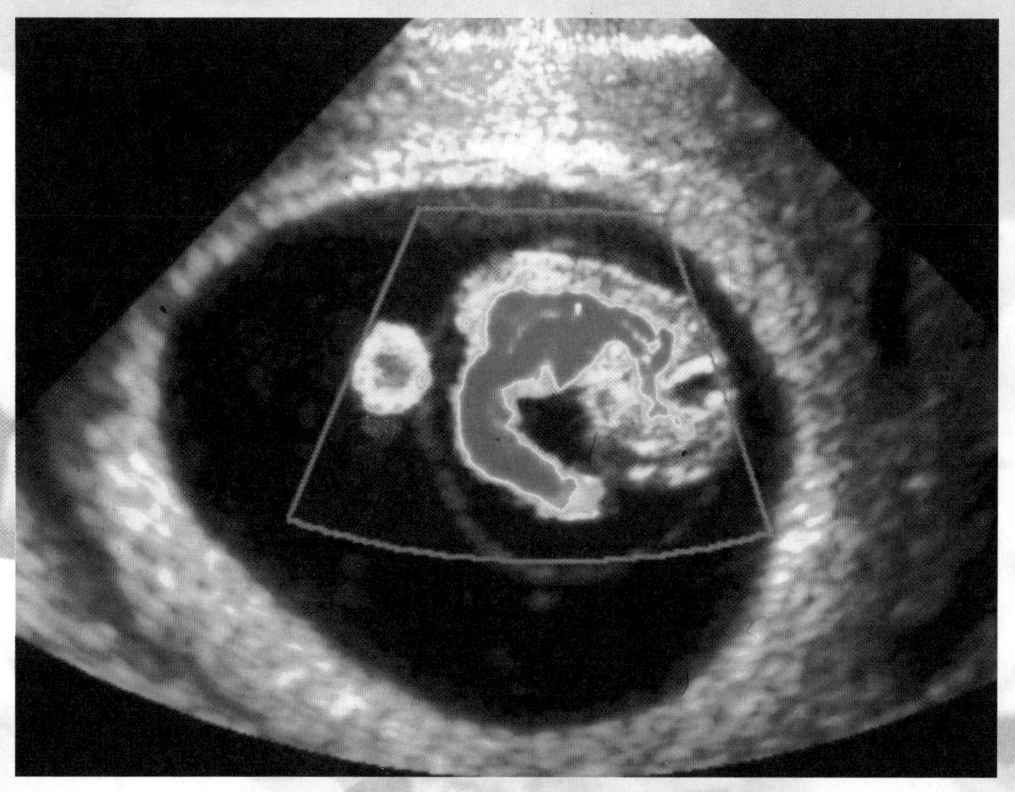

▲ 多普勒超声诊断

经过组织时的声学切面，也就是组织的一个局部解剖形态。

M型超声波是利用超声波通过人体的血管等组织时的回声来测定血管的搏动、晶状体调节的变化等。

D型超声波是专门用来检测血液流动和器官活动的一种超声诊断方法，又称为多普勒超声诊断法。可确定血管是否通畅、管腔是否狭窄、闭塞以及病变部位。新一代的D型超声波还能定量地测定管腔内血液的流量。近几年来科学家又发展了彩色编码多普勒系统，可在超声心动图解剖标志的指示下，以不同颜色显示血流的方向，色泽的深浅代表血流的流速。那么，超声波在眼科究竟有哪些应用呢？

测定眼轴是一个比较基本的功能。超声波可以准确地测出前房深度、晶状体厚度、玻璃体深度、视轴长度。用这种方法测得的结果与用光学方法、X射线测定法测得的结果基本一致。

利用超声波还可以对晶状体厚度、直径、弯曲度以及与睫状体的关系进行测定，这对青光眼尤其

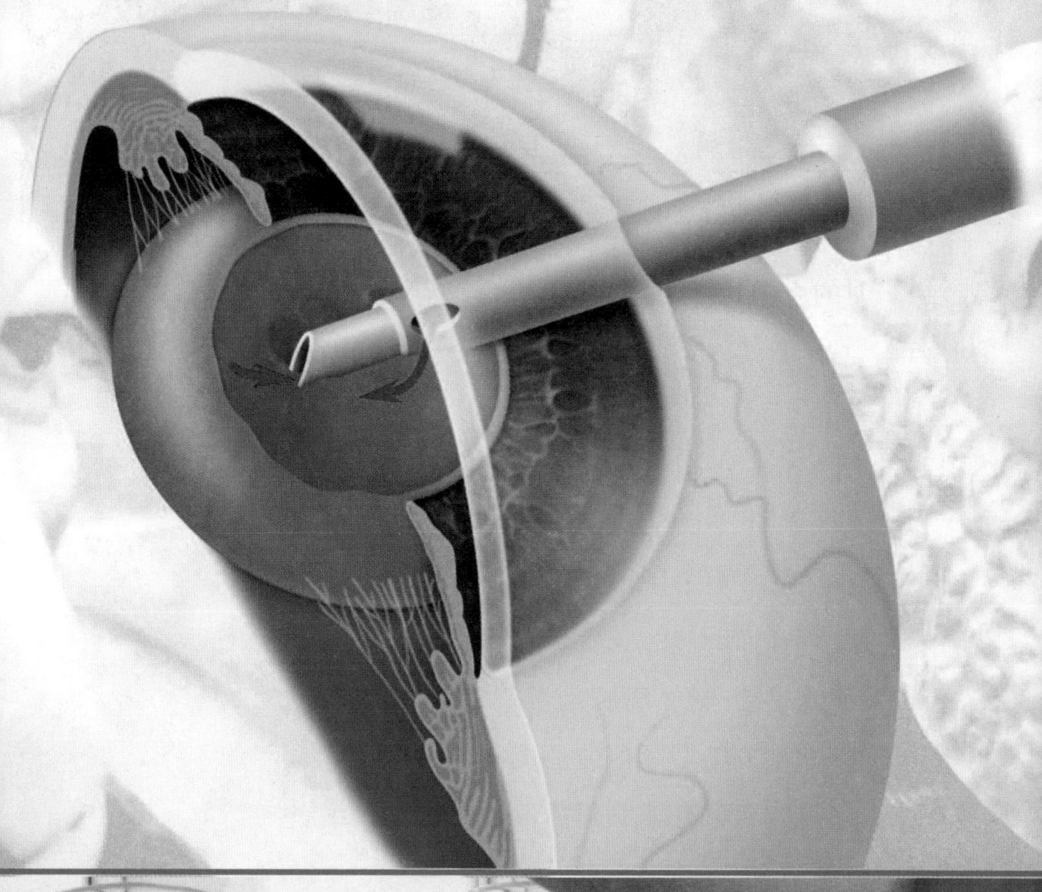

▼ 在白内障手术中使用超声波

是恶性青光眼的病因探究很有帮助。

治疗方面，超声波的应用也很广。现在人们主要利用超声波的物理性能来治疗眼病。超声波本身就是一种深部加热器，可以用来改善局部血液循环，提高细胞膜的通透性，促进新陈代谢。就像我们使用的伤筋膏药一样，超声波的热性能也可以用来消炎止痛、活血化瘀。

超声波振动时是很有力的，可以用来当破裂器用。在白内障手术中，可以利用超声波把晶状体皮质和核振动乳化，变成黏液状再吸出，再把人工晶体植入，这是一种比较成功的白内障手术方法。

近年来，人们发明了眼睛超声波雾化治疗，将药液置入超声波雾化仪的容器中，通过超声波的作用使药物雾化，形成雾化分子，经软橡胶管导入眼罩；药物雾化分子在眼罩内与眼结膜、角膜和眼周围皮肤直接接触并渗入眼部，从而达到眼疾病治疗与眼保健作用。用眼睛的雾化治疗早期白内障，老年人眼病，眼科手术前眼部护理，眼科手术后的康复治疗，玻璃体混浊，青少年假性近视，视疲劳等效果都比较好。

在眼保健方面，超声波的应用可有效保护眼角膜，加速眼部组织的新陈代谢，改善眼部组织低氧状态和血液循环，抑制细菌生长，防止各种眼部病变。

人工晶状体的眼力

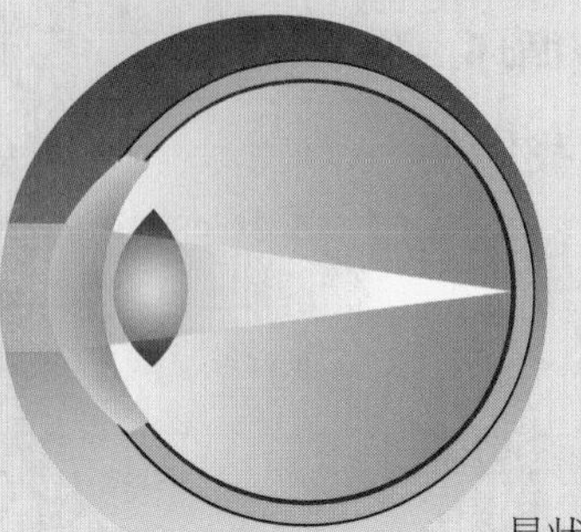
晶状体在眼睛里发挥凸透镜的作用

晶状体就好比是照相机里的镜头，一旦少了它，人的眼睛就发挥不了作用了。那么，这个镜头坏了可以换一个吗？人工晶状体又有什么优缺点呢？

人的眼睛是个结构复杂的组织，好比是一台昂贵的高级照相机，晶状体就好比是照相机里的镜头，它能起到凸透镜的作用，把射进来的光线聚集起来，在视网膜上形成物体的像，就像是拍摄的照片。可见，晶状体是个很重要的“部件”，一旦少了它，“照相机”就发挥不了作用了。

白内障治疗最有效的方法是手术，通过手术治疗绝大多数患者能成功地恢复视力。现代白内障囊外摘除术联合人体晶体植入术已成为应用最广泛的手术方式。

人眼容易患病，白内障是一种很常见的眼科疾病，一旦患了白内障，晶状体就会变浑浊，人就无法看清东西，只能模模糊糊地看到一个大致轮廓。那么，患了白内障就只有把浑浊的晶状体摘除掉。只要角膜清亮，玻璃状体、视网膜和视神经等组织没有病变，手术中又不发生严重的并发症，白内障摘除术的效果还是不错的，只需戴一副高度的凸透镜代替摘除的晶状体就可以恢复视力了。但是，人们患白内障不是双眼同时发生的，好多人只有一只眼得病，这只眼睛手术后，需要戴一个凸透镜。可是，由于戴凸透镜的眼睛的视网膜上成的像比另一只正常眼睛要大四分之一，看到的东西要近，有的还会出现视野缩小、视物变形的情况，所以，一只眼戴凸透镜并不能使眼睛得到正常的视力。

怎么办呢？

人工晶状体可以解决这个问题。人工晶状体是指人工合成材料制成的一种特殊透镜，它的成分包括硅胶、聚甲醛丙烯酸甲酯、水凝胶等。 人工晶状

▼ 白内障患者的晶状体会变得浑浊

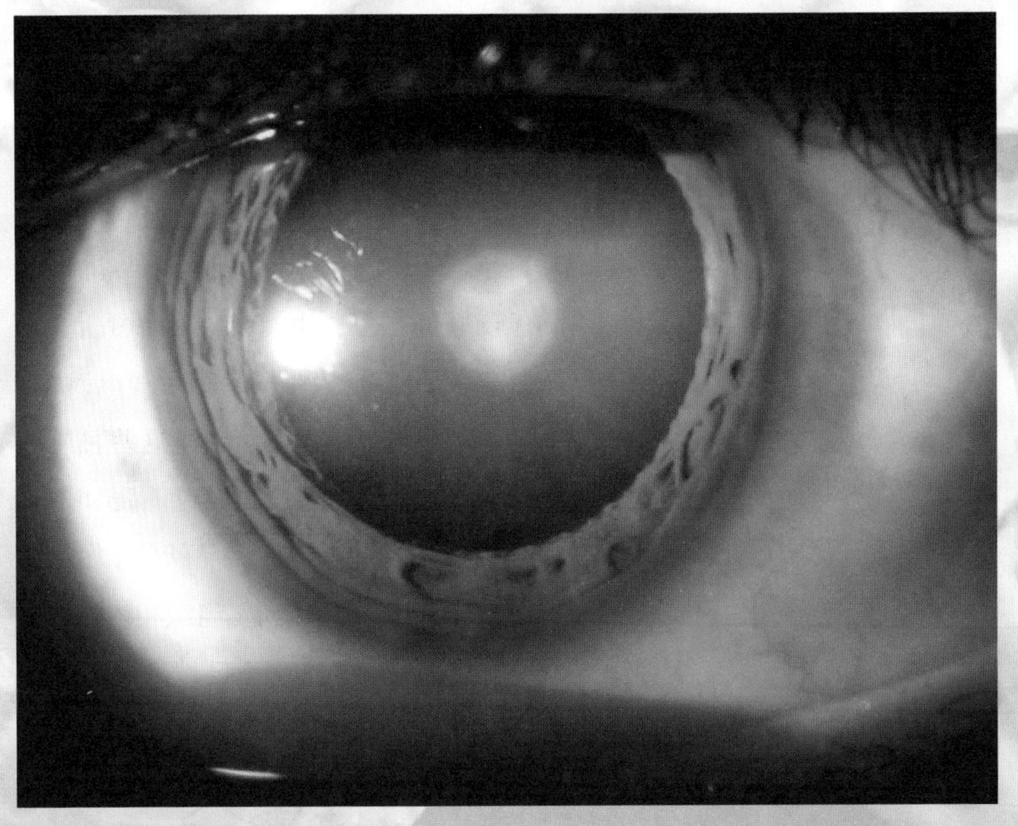

体的形状功能类似人眼的晶状体，具有重量轻、光学性能高，无抗原性、致炎性、致癌性，能生物降解等特性。白内障术后摘除了浑浊的晶状体，将人工晶状体植入眼内替代原来的晶状体，使外界物体聚焦成像在视网膜上，就能看清周围的景物了。

聚甲基丙烯酸甲酯是最先用于制造人工晶状体的材料。它性能稳定，有较高的抗老化和抗环境变化特性：抗酸、碱、盐和有机溶剂。不过也存在一定的缺点。首先是不能加热消毒，加热将使其严重变形；其次是弹性有限，不能制造适应小切口的可折叠人工晶状体；对YAG激光耐受有限，而且激光治疗后释放的单体具有生物毒性作用。

硅凝胶也是软性人工晶状体的主要材料之一，在临床上应用广泛。其主要成分是二甲基乙烯基硅氧基聚甲基硅氧烷，简称甲基乙烯基硅酮，即硅凝胶。硅凝胶有较好的柔韧性和弹性，因此可折叠。早期硅凝胶材料的人工晶状体极易产生静电，吸附空气中的微粒及眼内的新陈代谢产物，这些粘附在晶状体表面的颗粒样物，明显影响其透明度和透光率，严重者可形成膜样物包绕人工晶状体。尽管硅凝胶有这些缺点，但因其结构稳定、组织相容性好、可在眼内长期存留等优点，临床上已被广泛应用。第二代硅凝胶材料不仅在摒除自身缺点方面作了诸多改进，并成功交联抗紫外线物质，使其更有临床

为了满足不同的临床需要，近年来还有许多新型的人工晶状体不断面世，包括非球面晶状体、蓝光滤过型晶状体、矫正散光的晶状体等，这些新型的高端人工晶状体无疑为患者提供了更多的选择。

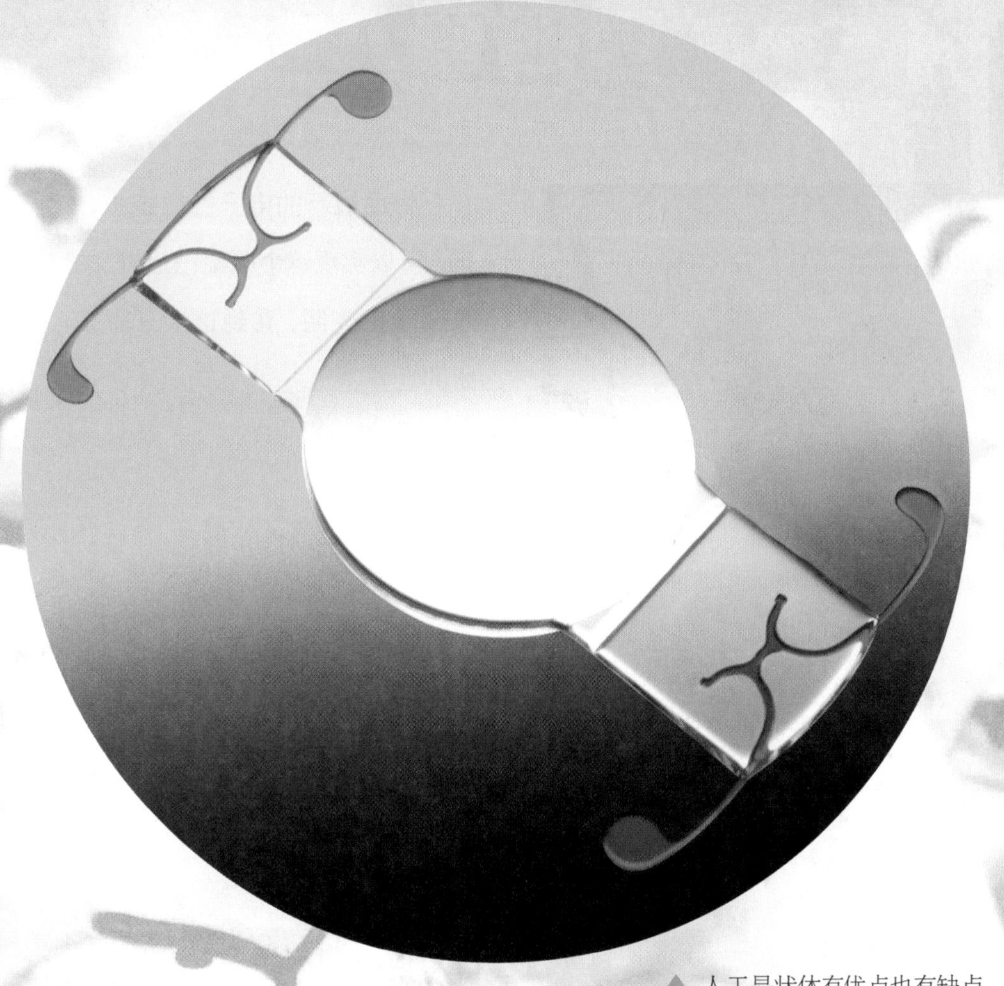

▲ 人工晶状体有优点也有缺点

应用价值。

当然，人工晶状体也有一些缺点，比如小角膜、青光眼、高度近视眼等患者不适宜做人工晶状体眼内植入术。人工晶状体价格昂贵，手术后还有可能脱落，所以，人工晶状体的普及还需要一段时间。

电子视觉复明盲人

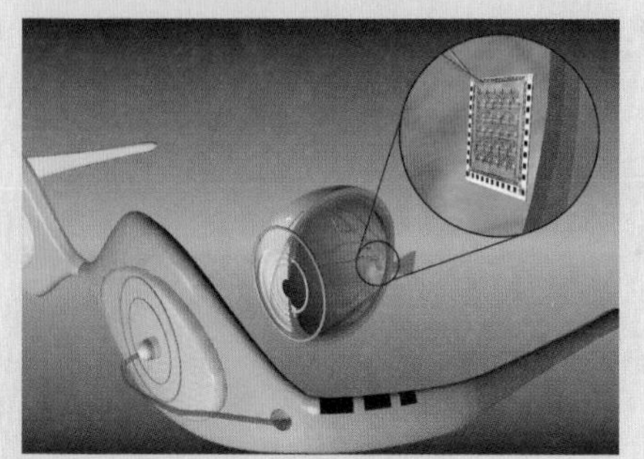

能够帮助盲人复明的电子视觉眼镜

借助最新的电子视觉技术，盲人可以实现这个愿望：让自己的眼睛重见光明，看到这个五彩缤纷的世界。

美国科学家发明了一种使盲人复明的装置，它包括一个系在盲人头部的电极和一个可以产生图像的电脑，只要把电脑配备的一个一立方毫米大小的镜头安放在一个人造眼中，再与一个非常精密的电脑相连就会产生图像，盲人通过这个装置可以看到眼前4米以内的景物。

法国科学家研制出一种盲人使用的“电子视觉眼镜”，能使盲人脑海中反映出如实的声像环境。盲人使用这种眼镜，可以识别周围各种障碍物，楼房的高低、汽车的大小、人的高矮他都能知道，甚至连白天和黑夜、晴天和阴天他也能了解。这个装置的核心是一个装在眼镜框中的微型电子摄像机，它对光线非常敏感，可将物体反射的光线转变为各种不同的声音，盲人戴上这种眼镜走路，通过聆听不同的声音就可以了解周围的情况。

美国伊利诺伊州科学家首次将硅微晶片植入人的视网膜下，三名因患上色素性视网膜炎而几乎完全失明的病人，成为植入人造硅视网膜的第一批人。色素性视网膜炎是一种遗传病，病人的视网膜逐渐退化。这种手术的成功可望惠及世上数以百万计的失明者。

对于由于视网膜损伤而失明的人来说，人造视网膜复合晶片可以使他们重见光明。美国科学家发明的这种晶片由一排排的电极和感光器组成，厚度仅为0.02毫米。把晶片移植在接近视觉神经的视网膜上，感光器就可以透过瞳孔接收到光线和影像，由电极向大脑发出脉冲，从而使盲人复明。

近视眼也可以从电子视觉技术中得到帮助。美国科学家研制的“好视力”电子眼镜便是为近视者增强视力的好帮手。这种眼镜酷似照相机镜头，装有一个微型电脑，能把视觉形象通过电脑聚焦于患者的视网膜上，从而增强视力。

▼ 人造视网膜复合晶片可以让盲人复明

还有一种“弱视增益”电子装置，它是应用微型照相机和电子监视器使弱视者看到清晰的物体，最适合于那些因为糖尿病、青光眼、视网膜黄斑变性而视力下降的人。

科学家目前正在开发一种新型电子隐形眼镜，通过这种眼镜，潜水员或飞行员能“看到”方向和速度；上网浏览可以不再借助显示器；游戏爱好者能够在“眼皮底下”打游戏；甚至还能为视力受损者提供“视觉”。

对于普通人来说，在未来拥有一双“火眼金睛”也许不再是梦想。美国科学家利用纳米技术，正在开发一种新型电子隐形眼镜。配带者一旦戴上这种隐形眼镜，就能够拥有电影《魔鬼终结者》中机器战士一样的“超级视力”，他的眼睛不但可以像机器人那样将远处的物体“拉近”放大，并且他还可以通过这种隐形眼镜无线上网，他的眼前将出现一块只有他自己才能看见的虚拟屏幕。为检验这种电子眼镜是否对眼睛有害，研究人员给实验用兔子戴上这副电子隐形眼镜，结果显示，电子眼镜没有对兔子眼睛带来任何伤害，也不会妨碍视觉。科学家认为，尽管刚取得初步成果，但这项技术的应用前景广阔。

▼ 未来拥有一双“火眼金睛”或许不再是梦想

神奇的高科技将使人的视力大大增强。

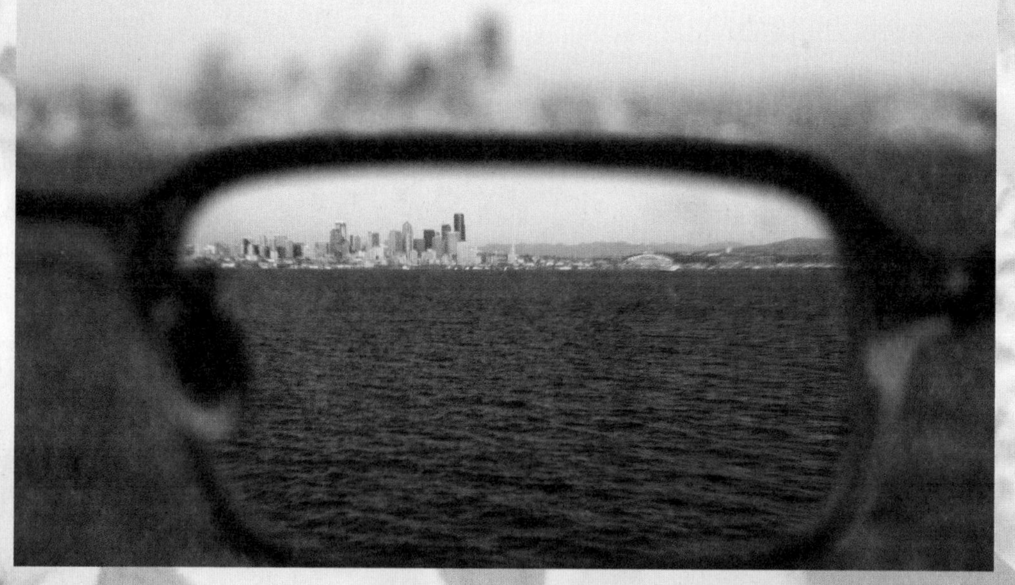

第二篇
探索生命的河流
——高科技与血液

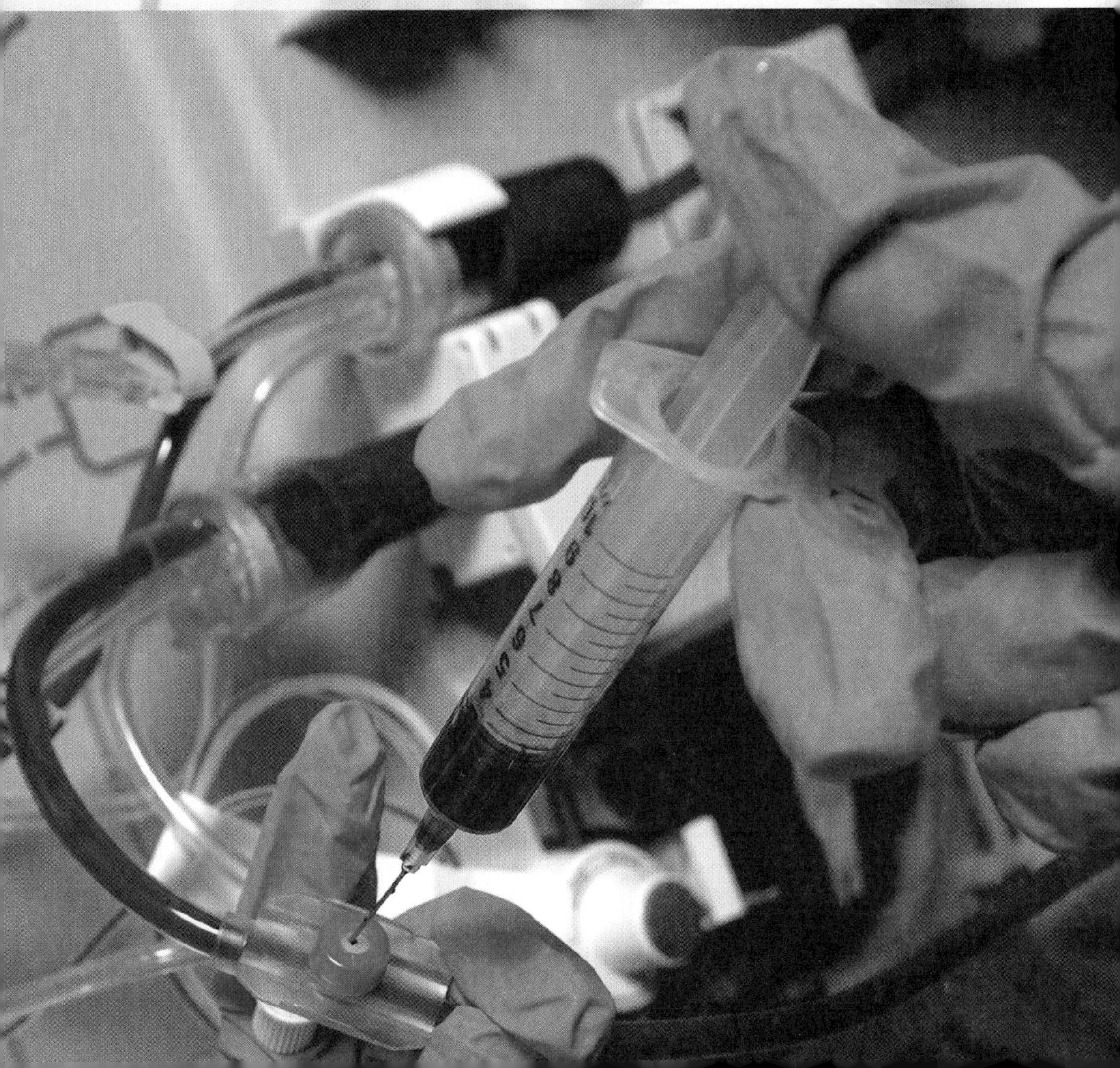

耐压的人造血管

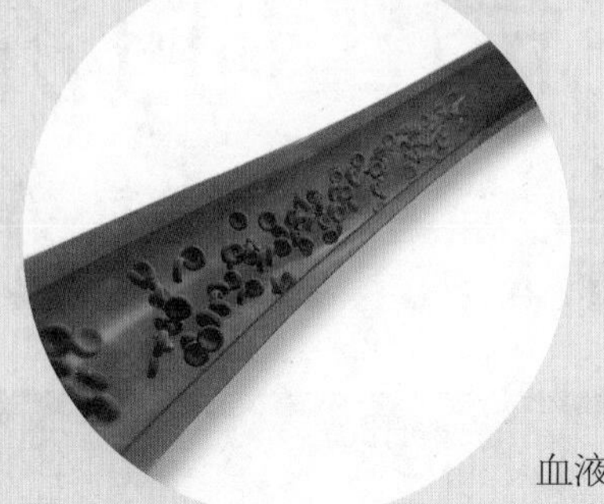
血液在人体内的血管中流动

血液通过血管在人体内奔流，一旦血管发生病变，就得对血管进行手术，要么修补，要么通过人造血管进行更换。

目前医学对人造血管的要求是：物理和化学性能稳定；网孔度适宜；具有一定的强度；作移入手术时易缝性好；血管接通放血时不渗血或渗血少且能即刻停止；移入人体后组织反应轻微，人体组织能迅速形成新生的内外膜。

血液在人体内的奔流是通过血管进行的，就像灌溉农田时需要水渠一样，人运送血液也离不开血管。一旦血管发生病变，就得对血管进行手术，要么修补，要么更换，有些手术还需要使用血管，所以，血管是一件重要的医疗用品。

以前，人们在心脏或者脚动脉修补手术中，大多使用患者自身其他部位的血管，或者干脆采用塑料血管或是塑料“脚手架”上使皮肤增殖的人造血管。但是，这种人造血管很可能引起强烈的排斥反应，危及病人的生命，而且，以往利用人体细胞制作的血管过于脆弱，实际治疗大多以失败而告终。有没有更好的血管呢?

20世纪50年代，科学家研制成功无缝的人造血管，并开始临床应用。

制造人造血管的原料有尼龙、涤纶、塔氟纶、桑蚕丝。织造的方法有针织、编织和机织。织成管状织物后，经后处理加工成为螺旋状的人造血管，可随意弯曲而不致吸瘪。20世纪60年代出现以高分子聚四氟乙烯为原料经注塑而成的直型人造血管，已广泛应用于临床。以涤纶或塔氟纶为原料织制的人造血管则有茸毛状的管壁。中国普遍采用桑蚕丝或涤纶丝织制的人造血管，效果良好。

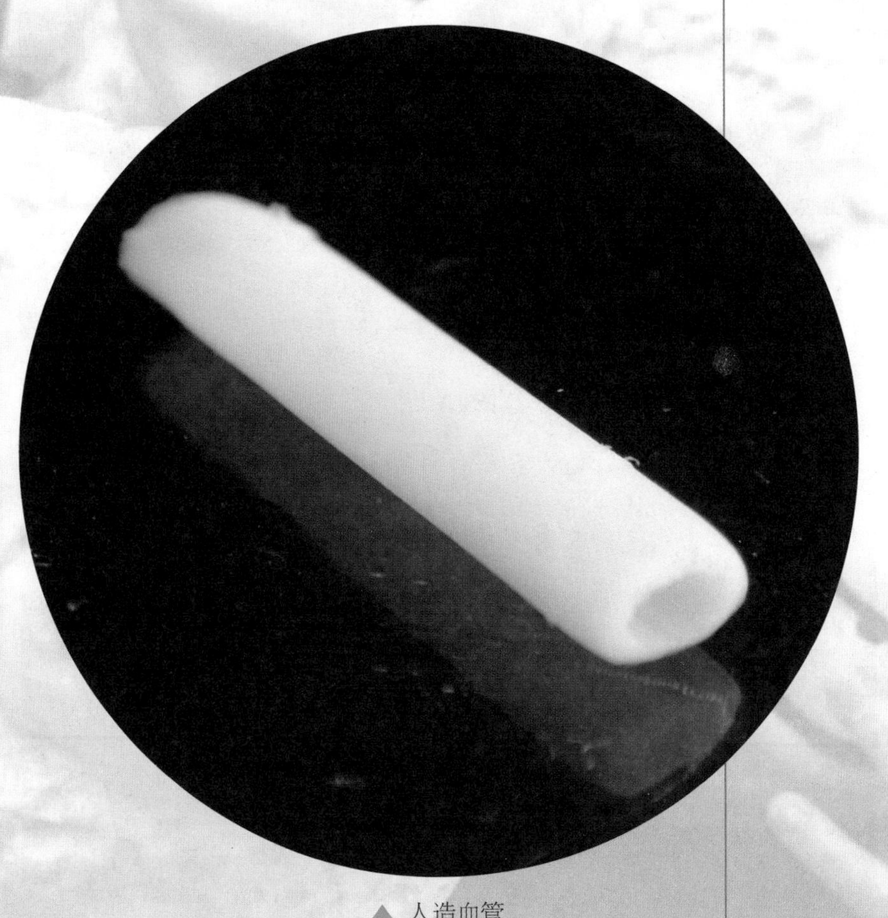

▲ 人造血管

2010年，英国科学家将研制出的一种人造血管运用到人体内，进行实验。据报道，英国伦敦皇家自由医院使用纳米技术，研制出一种以聚合材料制造的心脏搭桥用血管。这种材料制成的人造血管可以模仿人体血管的自然脉动，具有把养料输送到人

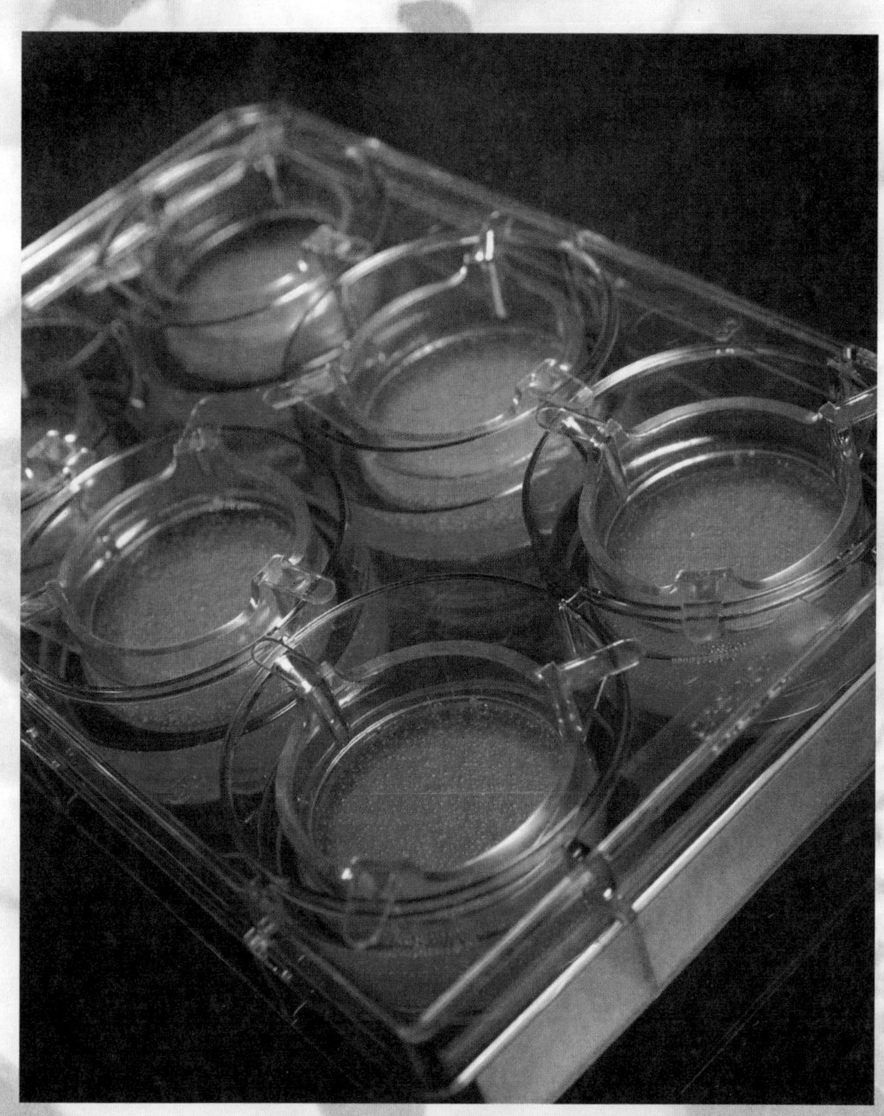

科学家正在研究以自身组织培养血管

体各处的功能。医生期待在静脉血管和下肢血管的手术中使用这种人造血管，这种人造血管的运用将有助于减少患者被截肢和患心肌梗死的风险。如果这项研究获得成功，无疑是无数心血管疾病患者的福音。

加拿大的科学家正在研究从患者自身的组织中培养可以用于外科手术的血管，这种血管的耐压性很强，达到人体血管的20倍。

这种耐压血管有3层：内侧是内层细胞；外侧有外膜，是用胶原纤维包裹着皮肤细胞和纤维芽细胞的复合层；在内皮和外膜之间夹有平滑肌细胞。那么，怎样制造这种血管呢?首先，将所需血管内径的塑料圆柱体包裹起来，使平滑肌细胞在层状结构上增殖；接着，包覆住平滑肌的细胞层，使通过其他途径增殖的皮肤细胞生成平坦层结构，再通过向生物反应器供应营养物质，促使皮肤细胞生长成与外膜相同的胶原纤维含量较多的加强层；最后，拆除作为支持物的塑料管，让排列在内壁的平滑肌细胞与内皮细胞和含有培养液的溶液相接融，这样，平滑肌表面被内皮细胞所覆盖，最后成为血管。

这种以自身组织培养成的血管，最大的优点是不含有异体抗原，手术后病人不会发生强烈的排异反应。不久的将来，耐压血管将造福于那些心血管病患者，为他们带来新的生机。

人造血管的类型有直型，分叉的丫型和多支型等，口径3～24毫米。口径小于4毫米的通畅率过低极少应用于临床。直型的人造血管常应用于四肢、胸腔或腹腔；丫型大多作腹主动脉移植；多支型的主要用作心脏的主动脉弓的调换。

造血组织移植

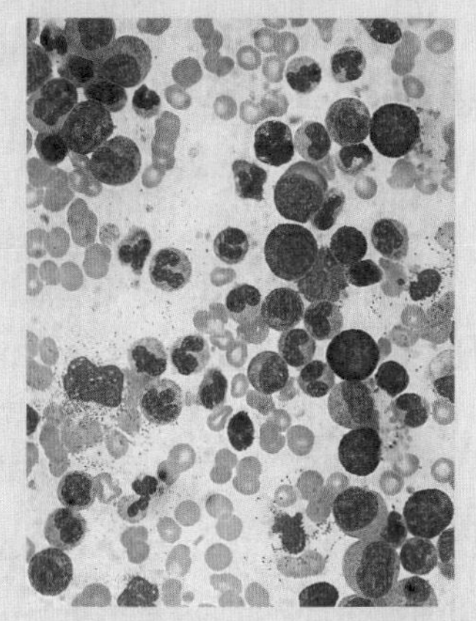
显微镜下的白血病细胞

所谓造血组织移植，就是在移植前，应用放射治疗或高剂量化学治疗，将病人骨髓抑制到最低限度，然后将造血组织输入，度过一段艰难时间使其植活。

造血组织移植是一门新开发的技术。由于化学治疗药物不能消灭在造血组织中的每一个白血病细胞，因此需设法将原来事实上已被破坏的“造血车间”进行彻底摧毁，然后运进新的“造血机器”重新造血——进行造血组织移植。

造血组织移植是一项非常精密的工作，移植时一定要选择质好、量多的造血干细胞作为种子，这样才能植活、生根、发芽和长叶。

造血组织移植被广泛应用于白血病的治疗中。随着技术的进步，它也逐渐应用于淋巴瘤或其他实体瘤、急性放射病、重型再生障碍性贫血、重型联合免疫缺陷病等疾病中。现在看来，已经取得了显著的疗效，造血组织移植成功率不断提高。据医疗部门统计，骨髓移植成功率达60%~90%，长期存活率为30%~60%，比单用化学治疗病人的5年无病生存率大大提高。

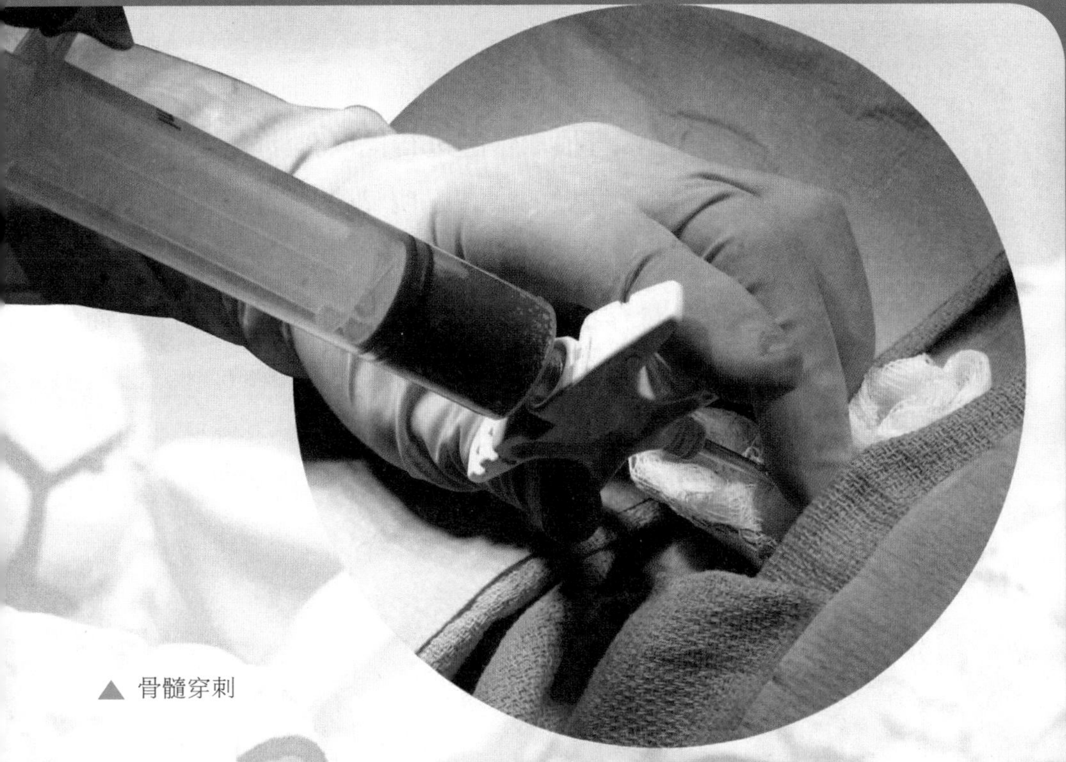

▲ 骨髓穿刺

目前，可用于移植的造血组织主要有以下几种：

骨髓：骨髓是人出生后的主要造血器官，富含造血干细胞和干细胞，有条件应首先选用。

外周血造血干细胞：外周血造血干细胞量比骨髓少得多，但采取及输入比骨髓要方便得多。医生也可以先用干细胞扩增的刺激因子将其数量变多，然后再给病人输入。

脐带血：脐带血中也有造血干细胞，设法将其数量扩增后亦可应用。

骨髓移植和（自体外周血）造血干细胞移植都是为了移植造血干细胞，由于造血干细胞主要存在于骨髓，因此早期提取造血干细胞只能靠骨髓穿刺，用针管抽取骨髓进行提取和移植，这就是骨髓移植；这样做的缺点是明显的，首先给骨髓捐献者造成痛苦，而且恢复慢，风险很大；由于造血干细胞也少量存在于自体外周血，于是后来诞生了取而代之的（自体外周血）造血干细胞移植，这种方法是通过将干细胞捐献者的血液引出体外并在体外通过特殊的设备循环，最终还入体内，相关设备将分离血

▼ 收集脐带血

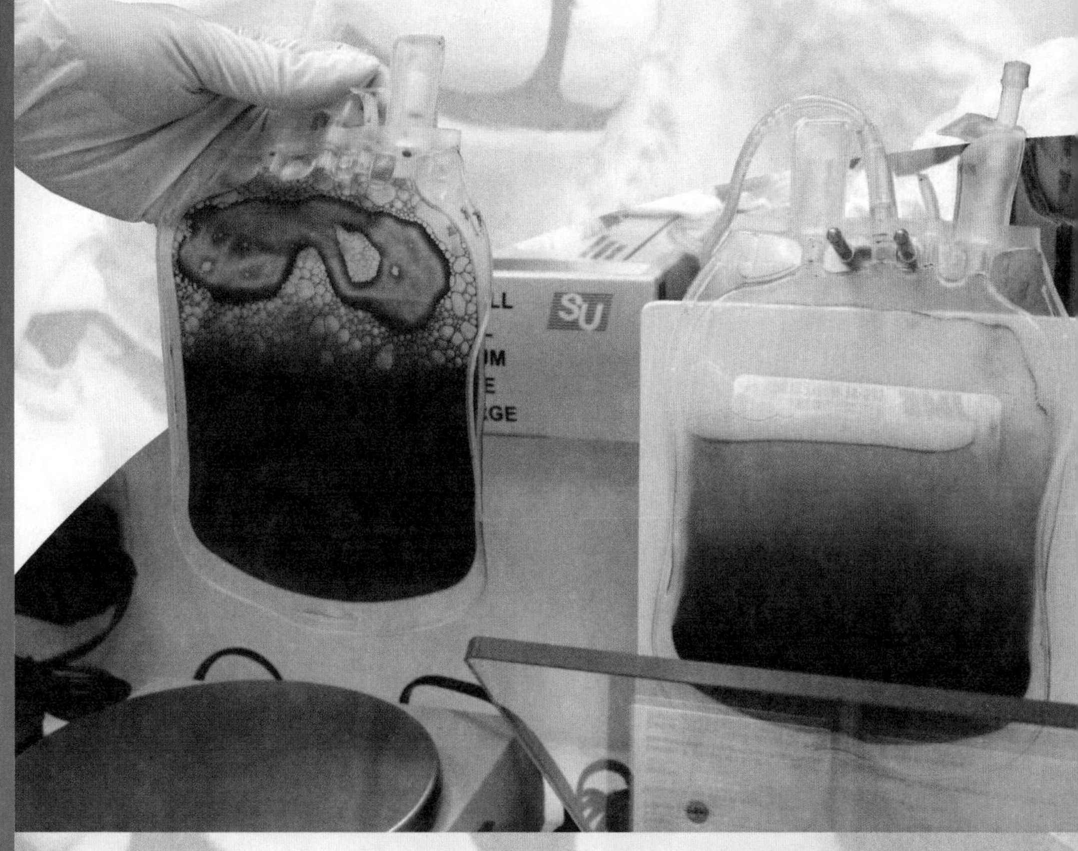

液中的造血干细胞；其优点在于避免骨髓穿刺，无痛苦，且恢复快，风险很小。

脐带血是母体和胎儿间输送营养物质的通道，因为胎儿由受精卵发育而来，因此细胞都处于比较初级的分化状态，有原始性，尤其是脐带血，它是造血细胞的鼻祖，高度未分化，拥有很高的全能性，能根据需要分化为不同的造血细胞（和骨髓的作用很像）。

随着医学的发展，造血组织移植的应用也越来越广泛，并且逐步得到完善。

脐带血的神奇作用，使人们越来越重视它的存在。很多父母选择为新生儿保存脐带血。现在，医学上把脐带血保存在造血干细胞库里，冷冻在 −196 ℃的液氮中，可以做到长期保存。

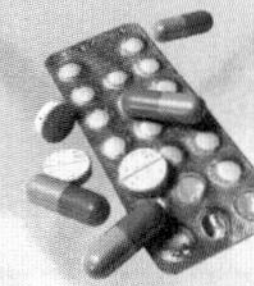

滴血认亲与DNA鉴别

迫使克林顿承认性丑闻的杀手锏，无疑是莱温斯基交出的染有污迹的蓝裙，因为DNA化验结果表明，那污迹正是总统本人的。这一事件使得分子生物术语DNA，再度成为人们关注的焦点。那么，为什么说DNA是最确凿的鉴别方法呢?DNA鉴别是怎么回事呢?

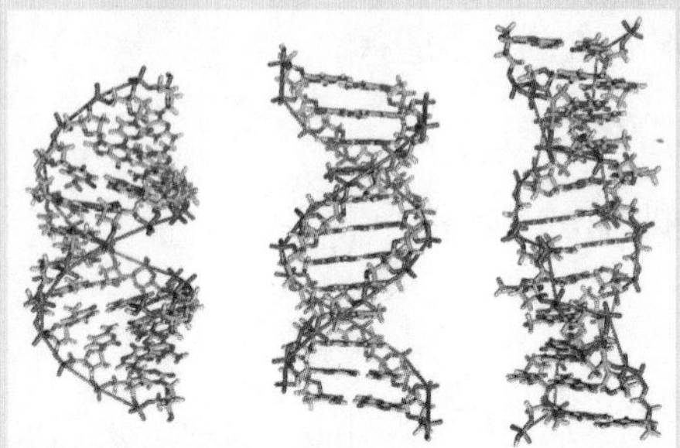

DNA结构图

单体脱氧核糖核酸（DNA）聚合而成的聚合体被称为DNA链。

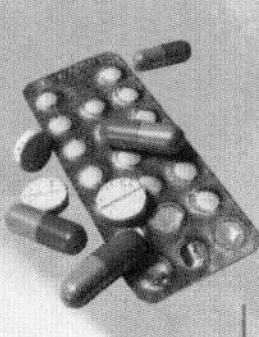

中国的滴血认亲术，是将亲子的血液滴在碗中，用以察看血水是否相溶。但同属基因表现型的A、B、O血型，有显性与隐性的差别，从而使不同血型亦可能产生凝结现象，因此，从分子生物学的角度来看，并不具有真正的鉴定意义。

事实上，以生物分子来确认身份的科学法，应该追溯到20世纪初。当时，一名维也纳生物学家发现，血球中的ABC抗原可以作为鉴定亲子身份的依据，但只有不到六成的确凿性。一直到了20世纪80年代，生物化学家渐渐探究出如何将红血球与白血球HLA抗原，同时运用到鉴定身份上，将可靠性提到了九成，但仍需参考身体的其他特征，如指纹、外貌等。而DNA鉴别法则将精确度至少提高到了99%，是目前可信度最高的生物学鉴别术。它何以能获此殊荣？这是因为，DNA是人体细胞的原子物质。每个原子有46个染色体，另外，男性的精子细胞和女性的卵子，各有23个染色体，当精子和卵子结合的时候，这23对染色体就制造了一个生命。因此，每人从生父处继承一

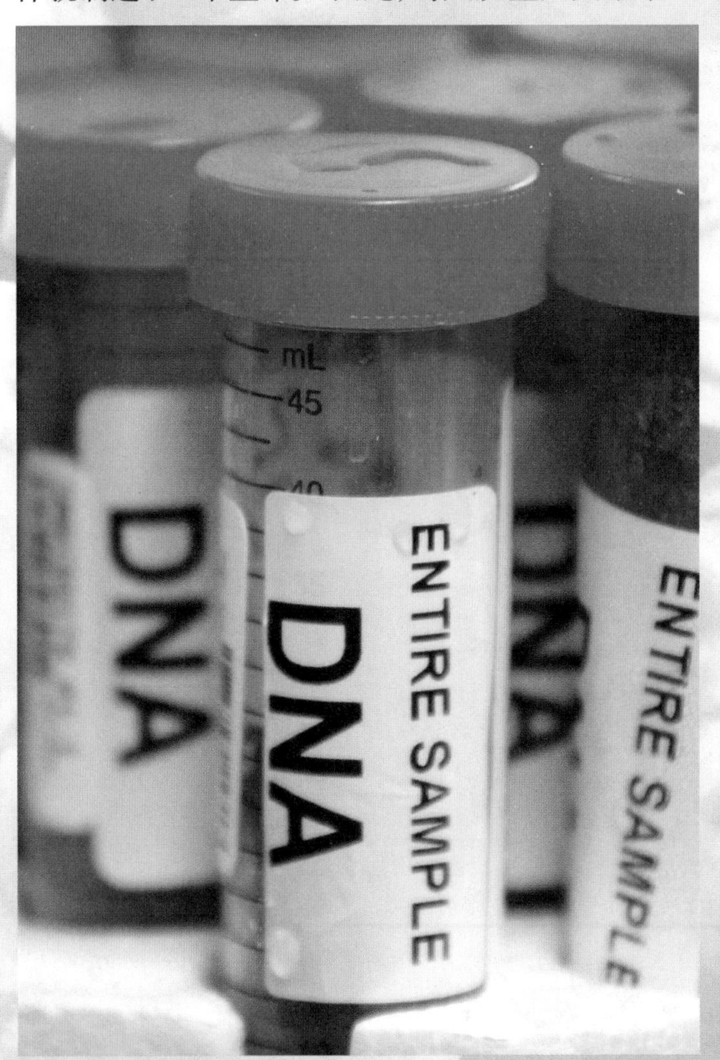

▲ DNA是最确凿的鉴别方法

半的分子物质，而另一半则从生母处获得。

DNA亲子鉴定测试与传统的血液测试有很大的不同。它可以在不同的样本上进行测试，包括血液、口腔细胞、组织细胞样本和精液样本。由于血型，

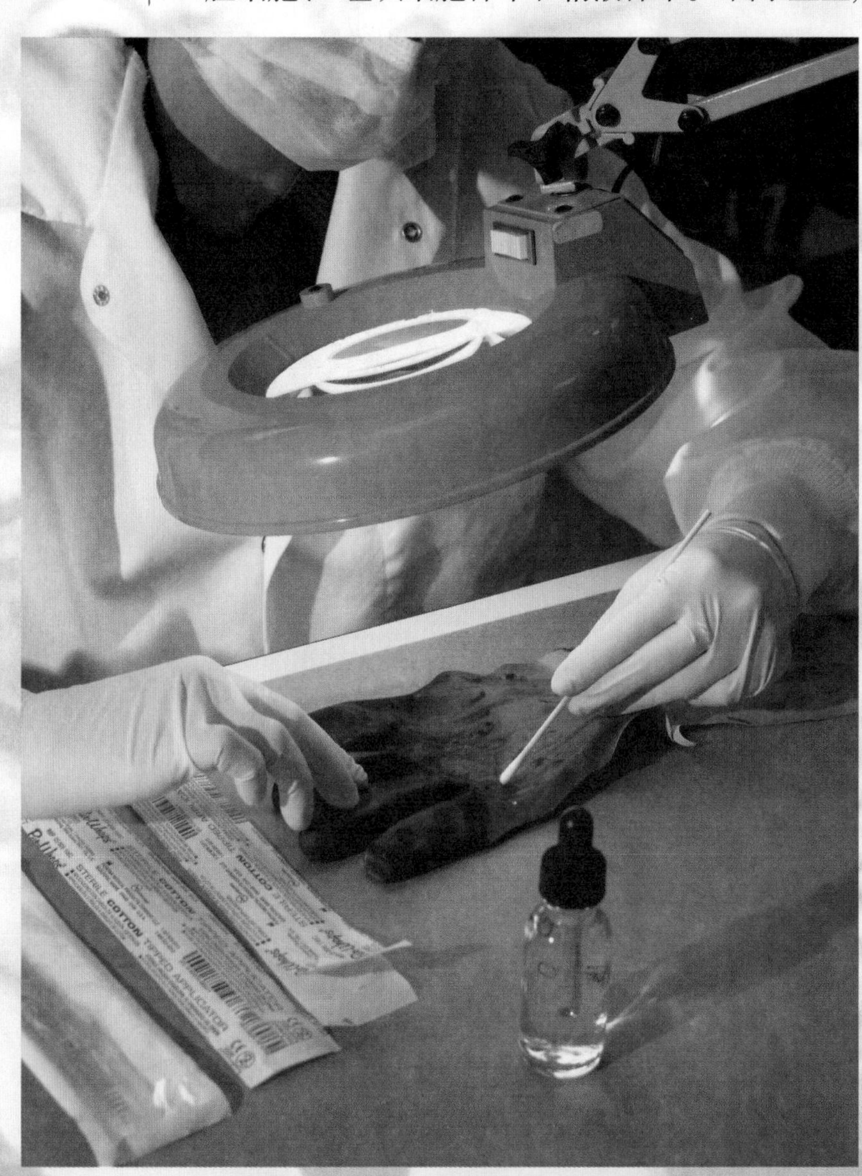

▶ 利用DNA揭开犯罪案件的真相

例如A型、B型、O型或RH型，在人群中普遍用来分辨血缘关系，但不如DNA亲子鉴定测试有效。除了真正双胞胎外，每人的DNA是独一无二的。

DNA亲子鉴定是目前最准确的亲权鉴定方法，如果小孩的遗传位点和被测试男子的位点不一致，那么该男子便100%被排除在血缘关系之外，即他绝对不可能是孩子的父亲。如果孩子与其父母亲的位点都吻合，我们就能得出亲权关系大于99.99%的可能性，即证明他们之间的血缘亲子关系。

据统计资料显示，在欧洲境内，仅1998年便进行了30万例的DNA鉴定，其中以私人诉讼的案件居多，主要是因为现代人婚外性行为的发生率相当高，由此牵扯出的离婚后监护权归属问题、赡养费的诉讼等。另外，由于DNA鉴定所需要的检材用量少、检测时间短、识别率高，非常适合于刑事案件的侦查，因此，迄今已有120多个国家和地区应用DNA鉴定技术办案。DNA证据的使用，不仅帮助一些国家侦破了数以万计的积案，而且还许多无辜者以清白，使他们重新获得了自由甚至生命。如今，包括我国在内的许多国家和地区都纷纷建立了DNA数据库。

遗传密码比较的分子生物技术，目前已经取代了昔日传统的指纹、齿痕鉴定法，除了协助警方当局缉凶、解开现代复杂的身世之谜外，亦屡次成为航空失事案件中，确认死者身份的头号工具。

用普通冰箱来保存血液

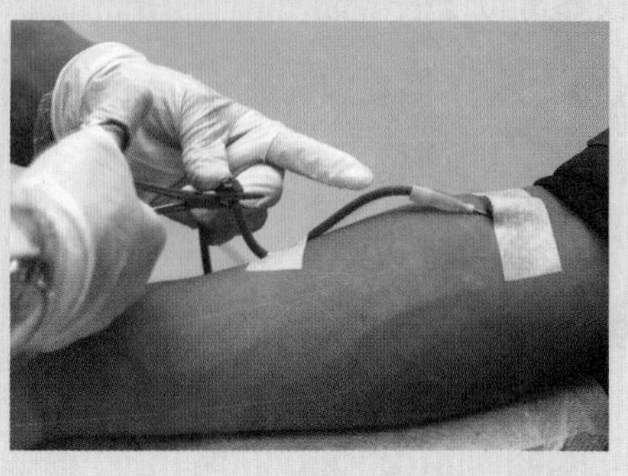
献血

献完血之后，人们经常会想到一个问题，这么多采集来的血液会不会像食品那样变质呀？如何才能更好地保存血液呢？

目前，全血和红细胞在4℃±2℃条件下可保存35天；血小板保存于特制的袋内，在22℃±2℃条件下并不断振荡，可保存5天；新鲜冰冻血浆在−20℃以下可保存1年。

小李最近献了一次血，是单位组织的无偿献血。我国是世界上人口最多的国家，可是每年需要使用的医用血液却严重不足，病人常常需要高价才能得到血液，有时候，地方一些小医院里没有自己的血库，急需输血抢救的病人因为得不到血液而延误了救治。小李明白国家的困难，所以主动参加了无偿献血。献完血之后，小李不禁想到了一个问题，这么多采集来的血液会不会像食品那样变质呀？该怎样保存呢？

在医学应用上，目前对血液保存的要求是：防止凝固、保证细胞新陈代谢所需的营养、延长在体外的寿命、保证输给病人后能发挥相应的功能。因此在保存时要加入抗凝剂、细胞新陈代谢所需的营养、温度控制在一定的范围内等。由于各种血细胞的特点不同，因此保存的方法和保存期也有所不同。为了使人们捐献的血液得到最大程度的利用，目前采血中心把血液分成红细胞、血小板和血浆等几个部分，分别用不同的办法储存。不同血液制品存放条件是不一样的，比如浓缩红细胞要在4℃条件下存放，而血小板是在常温下存放，血浆要在-20℃条件下存放。只要

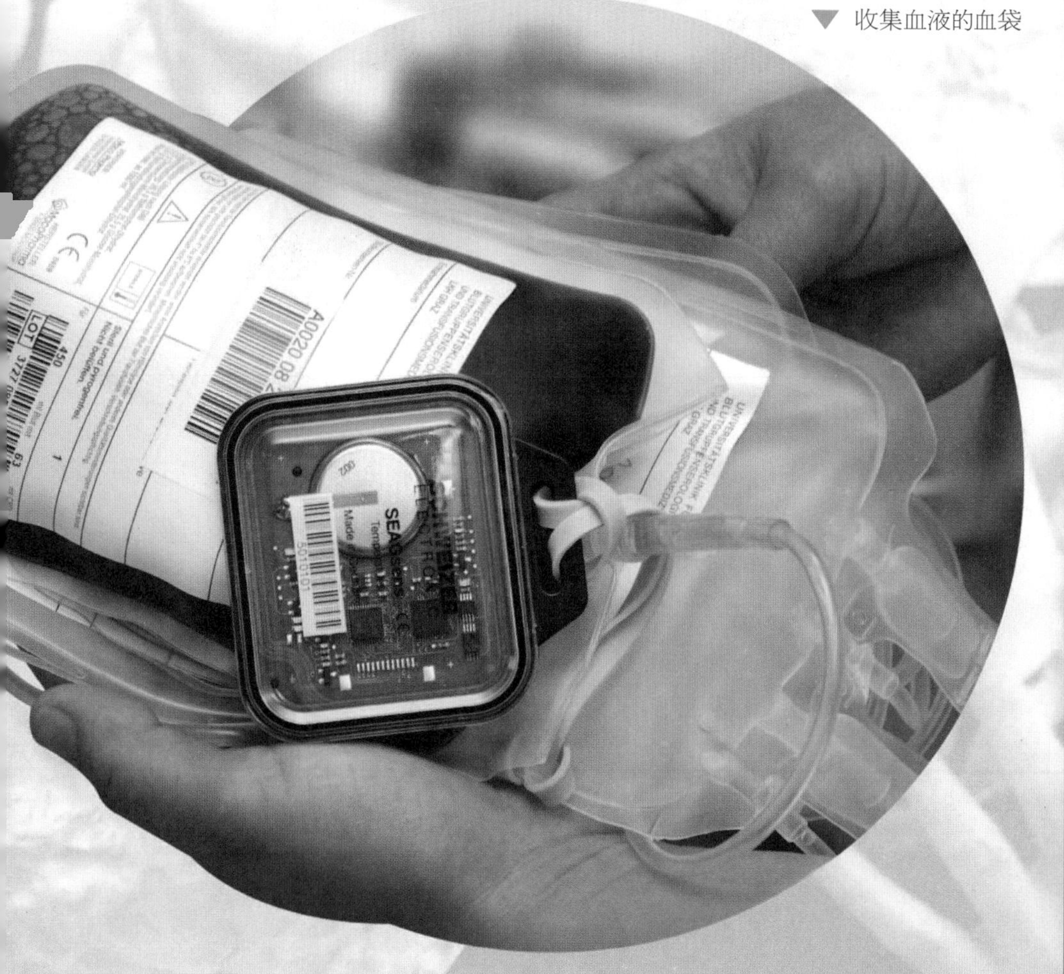

▼ 收集血液的血袋

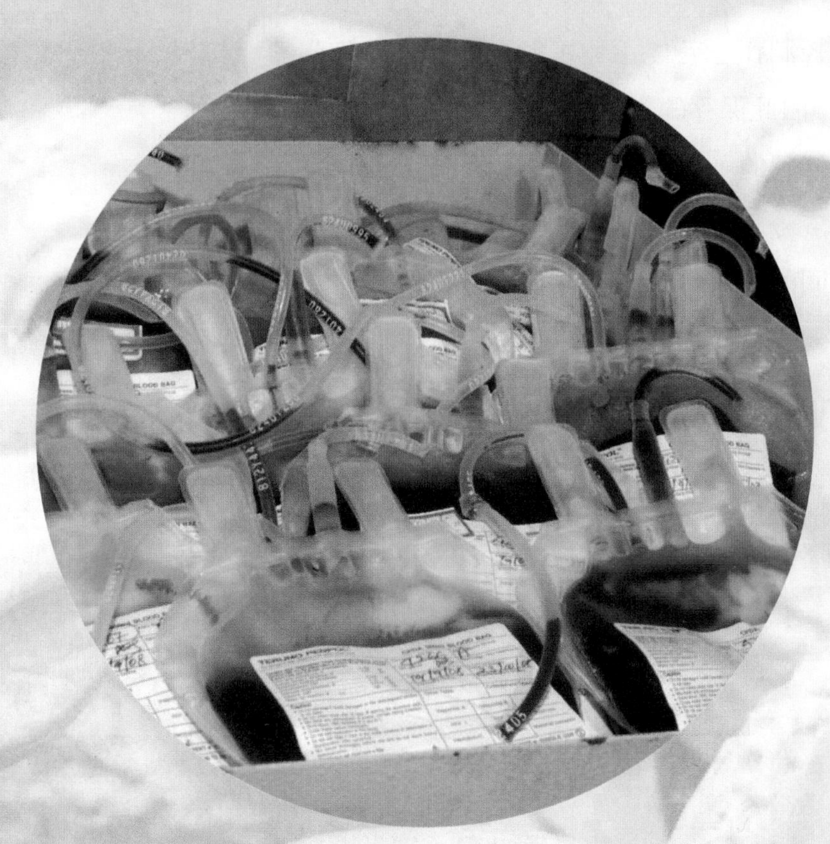

▶如何正确保存血液呢?

方法得当，这些血液不会在短期内发生变质现象。

但是，目前的保存方法过于繁琐，而且保存的成本也非常高。例如，可以保存数年之久的红细胞必须保存在特别的冷库内，解冻也十分麻烦。冷冻保存血小板不仅成本高，而且还会破坏其中一半多的有效细胞。这些问题使血库不能储存大量血液，于是，一旦发生紧急情况，医院得不到足够的血液用于紧急抢救，因此延误了抢救时机。

能不能想个更好的办法来储存血液呢?美国一

家医学公司的研究人员大胆设想，竟然想到了用普通的冰箱来冷藏血液。他们研制出一种不破坏血液主要生物性能、又能对血液及其成分进行冷冻的新技术，并且还使用一种特殊的添加剂来延长血液的寿命。使用这项技术可以用普通的家用冰箱来储存血液。

在保存血小板方面，这项技术也有独到之处。常用的冷藏方法需加入二甲亚砜作添加剂，这不但破坏血小板细胞，还会给受血者带来不良反应，而这项技术则使用一种冷冻保护液，使它与血小板混合再冷冻，这样只会损伤最多四分之一的血小板，而且对人无不良反应。

使用这种冷冻保护液储存的血也很方便。从冷冻室取出血液，在热水中解冻，经过离心机的4次循环，血液得到净化，可以立即进行输血；或再放入冰箱，24小时内可随时使用。

这种技术与现有的保存血液的方法相比，成本大大降低，解冻所需时间也大大减少，捐赠的血液得到了更充分的利用。

现代输血不仅提倡成分输血，而且提倡输保存血，不输或少输新鲜血。由于在血液保存期间，血液内一些病原体不能存活，如梅毒螺旋体在4℃保存血液中3天可灭活，疟原虫保存2周可部分灭活，故输保存血比新鲜血更安全。

改变血型的魔法

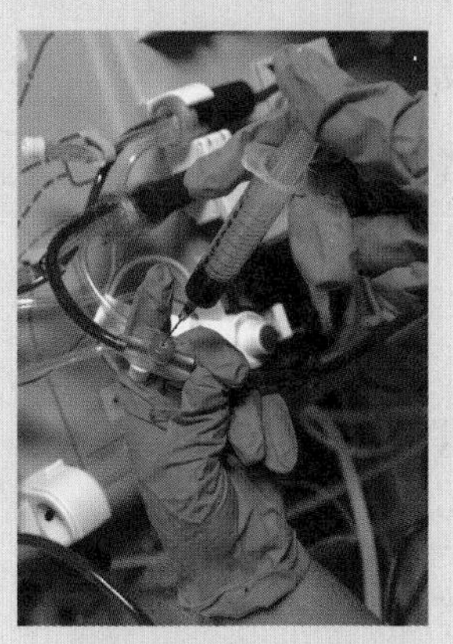

血液是用于危急救治的必需品

科学家做了无数次实验，结果在未经加工的咖啡豆中找到了一种神奇的酶，它可以把B型血细胞上的另一种半乳糖除掉，从而使它变成O型血。

血液是人体生命的源泉，是用于危重病人救治和严重灾害创伤救治的必需品。输血是抢救大量出血病人的一个必要措施。但是，输血与输液不同，必须要血型匹配才行，不是随便什么人的血都可以往病人身上输。如果真是这样输血的话，恐怕病人没得到救治，反而受到更严重的伤害。然而，战争、自然灾害和突发事件中往往因条件简陋、情况紧急等，来不及或不允许进行配血实验，所以如何制备、储存、使用通用型血，实现输血前无需配血，拿来即可应用，具有十分重要的意义。

经世界各国统计，伤后四小时之内，因为失血而不能及时输血死亡的人数，占战场死亡总数的50%。

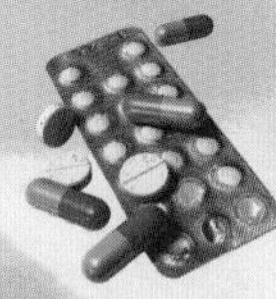

我们都知道，大多数人属于ABO血系中的一种，即属于A、B、AB或O型中的一种。输血时首先要测出双方的血型，不能随意给人输血。不过，这里也有个特别的例子，O型血可以输给其他任何一种血型，被人称为“万能血型”，为什么会这样呢？这要从红细胞的结构说起。

不同血型的区别在于红细胞的表面。红细胞上散布着糖分子链，而4种血型基本链是相同的，即链上倒数第二是半乳糖，最后是岩藻糖。但从半乳糖分叉出来的糖却不一样，其中只有O型血例外，半乳糖没有分叉出来另外的糖，所以它有可能为其他血型兼容。问题来了，如果把A、B或AB型血的红细胞上的其他那种能加以区分的糖去掉，那么，任何一种血型的血液都可以随便输给受血人吗？

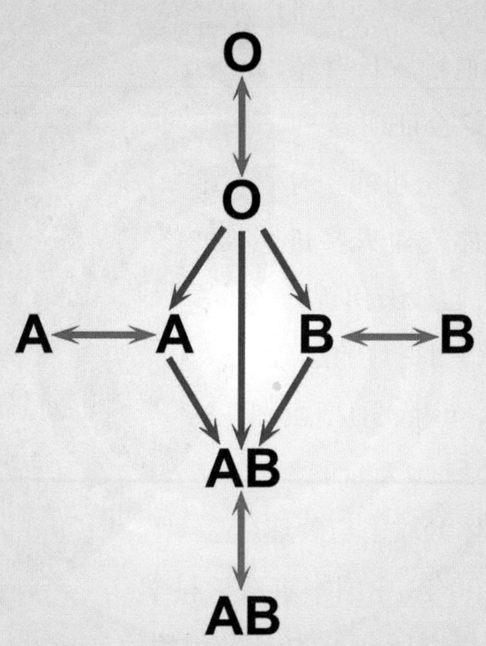

O型血是万能血型

美国科学家根据这个思路，已经成功地把B型血细胞转变成O型血细胞了。他们认为，只要A型血细胞除掉N-乙酰半乳糖胺，B型血细胞消除另一种半乳糖，实际上就把它们转变为O型血了，而这些糖类是由酶安上去的，不同种类的酶就有力量再把它们除掉，所以，问题的关键在于酶。

科学家做了无数次实验，结果在未经加工的咖啡豆中找到了一种神奇的酶，它可以把B型血细胞上的另一种半乳糖除掉，从而使它变成O型血。科学家又对新生的O型血细胞进行检测，发现它能够携带氧气。人们把这种血输入长臂猿体内，实验证明这种血完全安全可靠。对一些志愿受血人员进行实验，也没有出现什么问题。和正常的红细胞一样，新生的O型血细胞可存活120天，而且不会遭到机体的攻击与破坏。

2000年，中国军事医学科学院输血研究所研究人员采用酶解法成功实现了B型血向O型血的转变，使我国通过血型改造获得通用型血的研究迈上了一个新台阶。研究人员从我国海南的咖啡豆中提取了α-半乳糖苷酶。这种酶可以把B型血中最外端的半乳糖切除掉，使B抗原活性丧失，呈现O型血的典型特征，从而成功地使B型血转变成O型血。

2007年，丹麦哥本哈根大学科学家亨里克·克劳森的研究小组发明了一项新技术，利用真菌中的细菌酶为“剪刀”，将A型、B型和AB型血中的抗原剪掉，从而把这三种血型都变成了O型血。

B型血向O型血转变的成功对于充分利用血液资源，简化输血程序，节省血型检查费用，缓解血源紧张形势，以及保障自然灾害、突发事件、战争等特殊环境下的血液供应具有重要意义。

▲ 显微镜下的红细胞

血型与性格的奥秘

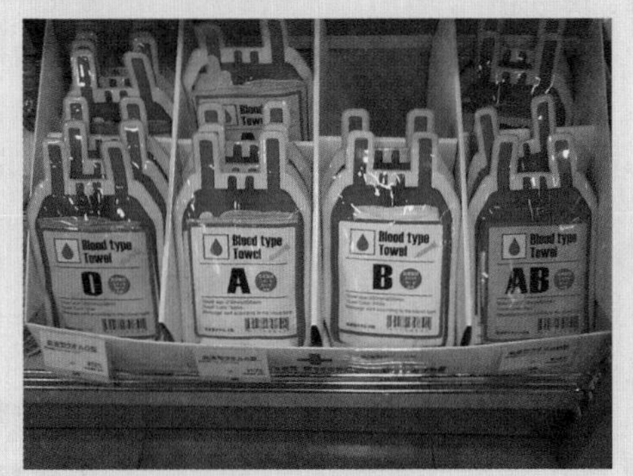

如果血型真的可以决定性格的话，那么世界上那么多人的血型是相同的，他们的性格也应该是相同的。可是，真的是这样吗？

血型是对血液分类的方法

血型是对血液分类的方法，通常是指红细胞的分型，其依据是红细胞表面是否存在某些可遗传的抗原物质。日本一些学者认为，血型决定着一个人的性格和气质，比如O型血的人的性格特征是热情、坦诚、善良、讲义气，办事雷厉风行、踏实苦干、效率高。B型血的人聪明、思路广、拓展力强、最怕受约束。因此，有人认为科学地运用血型知识，可以帮助我们妥善处理错综复杂的人际关系，处理协调好“斩不断理还乱”的恋爱、婚姻、家庭等问题，还可以指导我们选择职业等等。

血型系统对输血具有重要意义，以不相容的血型输血可能导致溶血反应的发生，造成溶血性贫血、肾衰竭、休克以至死亡。

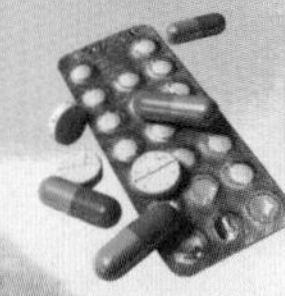

在日本的书店书摊，有关血型与性格的书五花八门，随便翻开一本就可以看到“A型血一丝不苟，B型血我行我素，O型血自我意识强烈”等，这就是所谓的性格血型说。这种血型决定性格的判断在日本

大有市场，而且愈演愈烈，有的学校根据血型来分班，有的公司根据血型来作出人事安排，甚至有人择偶也以血型为标准。

那么，血型到底会不会决定性格呢?

我们知道，血型只不过是红细胞表现血型物质的种类不同而已，并不是什么神秘莫测的东西。自从1927年科学家发现A、B、O血型后，人们又相继发现了AB、P、MN、RH等多种血型，现在，人们发现的血型据统计已达400种之多。

▼ 血型会决定性格吗?

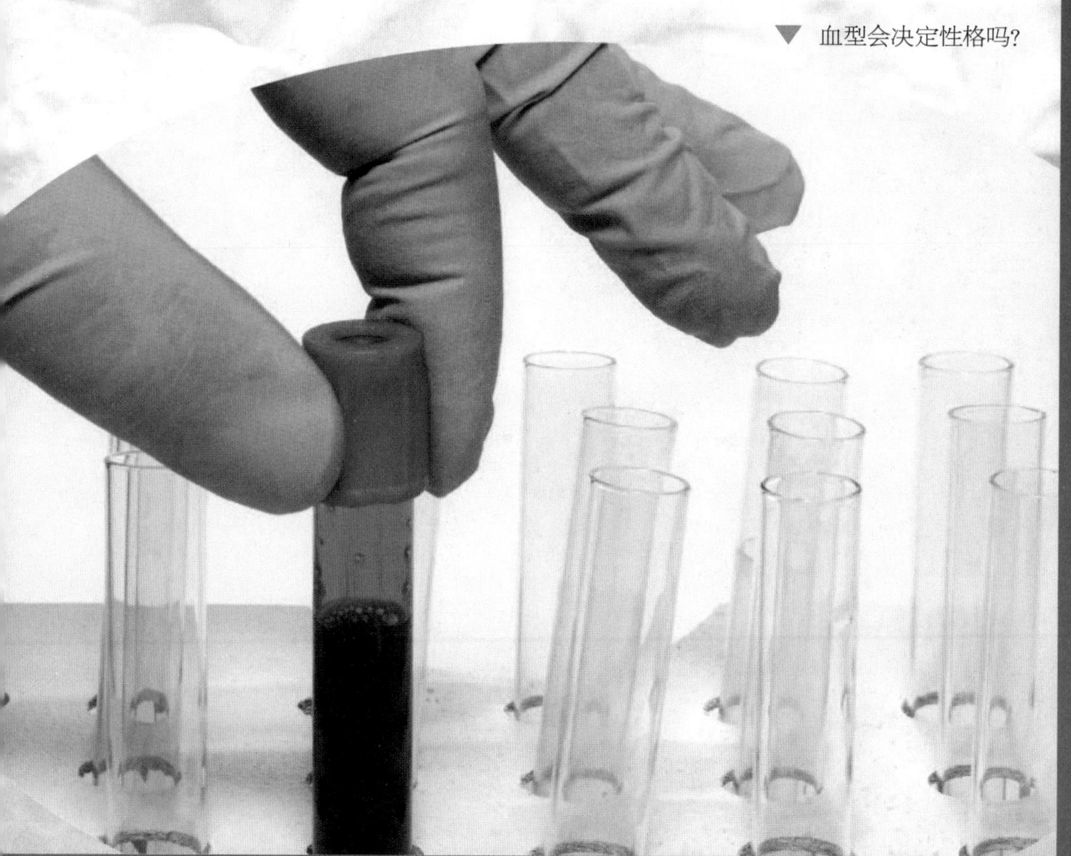

长期以来，人们以为血型与指纹一样，一旦形成就终身不变，但这种观念已经遭到了挑战。有的科学家提出了血型可能会因为疾病而改变的观点。目前，这方面的例证已经不少，例如，如果对儿童进行骨髓移植，就可能会改变儿童的血型。但是，无论如何，红细胞上的DNA是不会改变的，改变的只是细胞表面的凝集原。今天，许多科学家都接受了血型可变的论点，虽然血型改变的机理尚未被发现。

▼ 儿童骨髓移植可能会改变血型

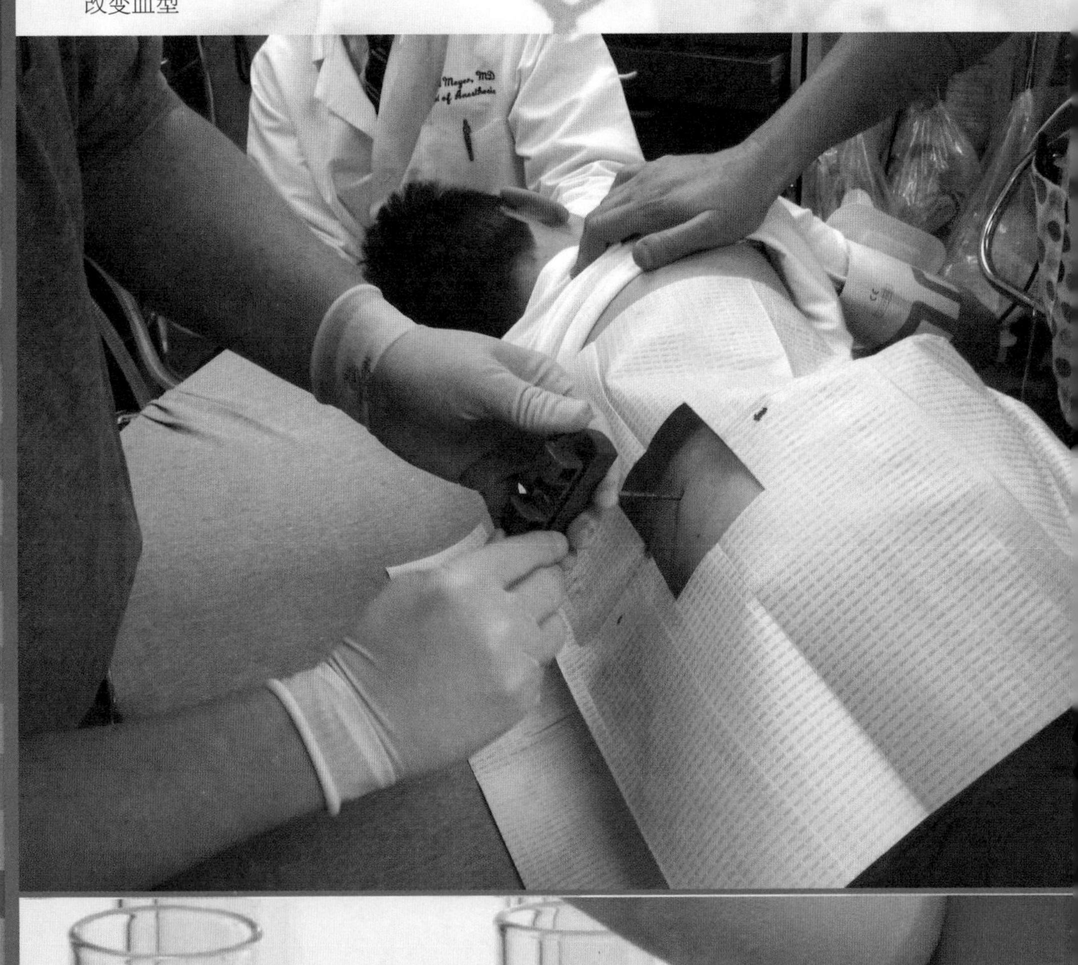

血型除了在输血时可以保证血型匹配之外，还有什么用途呢？血型还可用于亲子鉴定和嫌疑鉴别。不错，血型确实用在了这些方面，因为每个人的血型与父母的血型是有密切关系的，后代的血液中不可能存在父母均不具备的血型抗原。

事实上，血型与性格毫无关系。如果血型真可决定性格的话，那么一个国家中那么多人的血型是相同的，按理性格相同的人也很多才对，可是我们在生活中可以明显感到，人与人之间的性格差异是相当普遍的，几乎没有两个人的性格是同样的。再说，如果一个人得病后血型改变了，难道他的性格也因此会马上改变吗？这纯粹是无稽之谈。

我们日常生活中也有人相信什么血型会有什么性格，以血型来评价别人，这种做法是不可取的，也是非常荒谬的。

血型是不能决定人的性格的。

实际上，人的性格除了遗传因素决定其本质外，还受出生地、成长、学习、工作环境的影响，受着周围人和事的影响，所以性格是千差万别的。

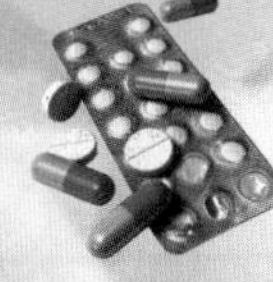

用手表测血糖

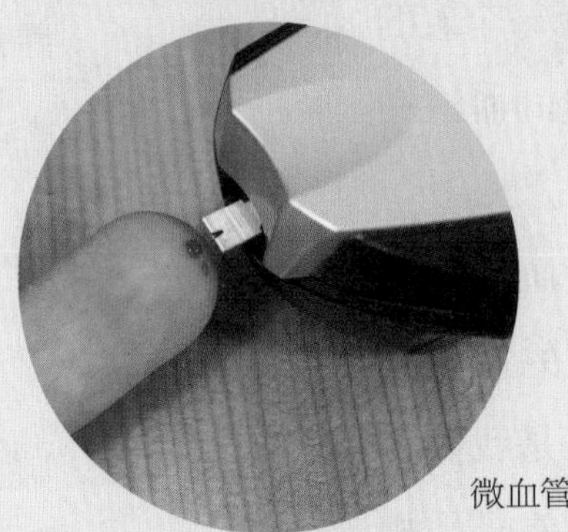

有人戴手表既不为看时间又不为赶时髦，是为了身体的健康，因为这种奇特的手表可以测量血糖的含量。

微血管血快速血糖测定

很多人手腕上都会戴一块表，以便掌握时间。当然，新潮青少年戴手表要的是一种时尚。但是，有人戴手表既不为看时间又不为赶时髦，他们是为了什么呢？原来，他们戴手表是为了身体的健康，这种奇特的手表可以测量血糖的含量。

血糖含量是糖尿病患者非常敏感的一个指标，每个糖尿病患者都知道血糖含量的高低对自己意味着什么。但是，要确切知道自己的血糖含量，常规办法主要有以下3种：① 静脉抽血测定血糖。抽取静脉血1.5 ~ 2毫升放入血糖专用试管内摇匀后送检，全过程需要2小时左右。此法优点为所测血糖值准确，缺点为等候时间长，且患者不能自己在家中监测血糖。 ② 微血管血（手指、耳垂、脚趾）快速血糖测定。此法用针刺手指、耳垂或脚趾后，挤出极微量

在美国，有15万以上的儿童患有糖尿病。研究表明，有规律地监测和调节血糖水平，可降低糖尿病并发症的发生率。

血，滴在特定的血糖试纸末端，然后将该纸末端插入袖珍血糖检测仪内，1分钟后，仪器便可显示出血糖数值。本方法简便、迅速、无需抽血，患者乐意接受，在出现并发急症需多次检测血糖时尤为实用。其缺点是易受外界因素干扰，结果不够稳定。③ 血糖试纸测血糖。将手指、耳垂或脚趾用针刺破后，

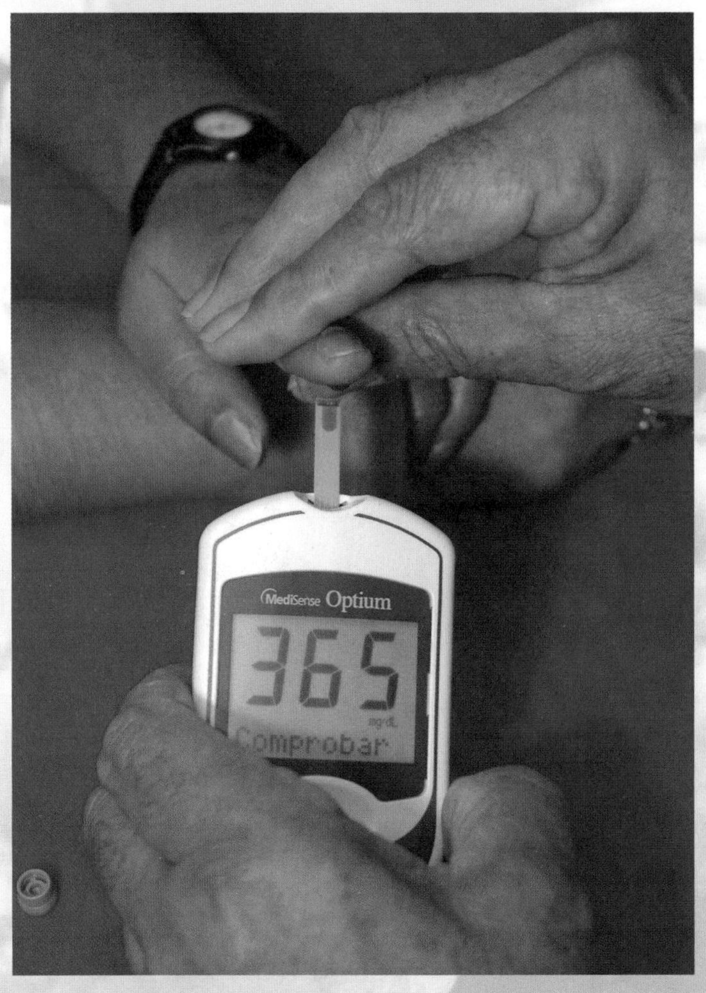

▲ 糖尿病人需要确切了解自己的血糖含量

将血糖试纸附于血上，观察其颜色变化，然后与标准颜色相比，找出与其相近的颜色，即可得出血糖数值。此法简便易行，但测得的血糖值不够准确。

糖尿病控制不良可导致多种不良后果，如失明、重度感染、截肢、昏迷或死亡等。因为常规测定血糖的方法存在许多问题，于是，美国一家医疗产品公司就看准了这个机会，研制出了一种无痛测量血糖含量的手表，不仅方便有效，还免除了患者针

使用手表测量血糖含量

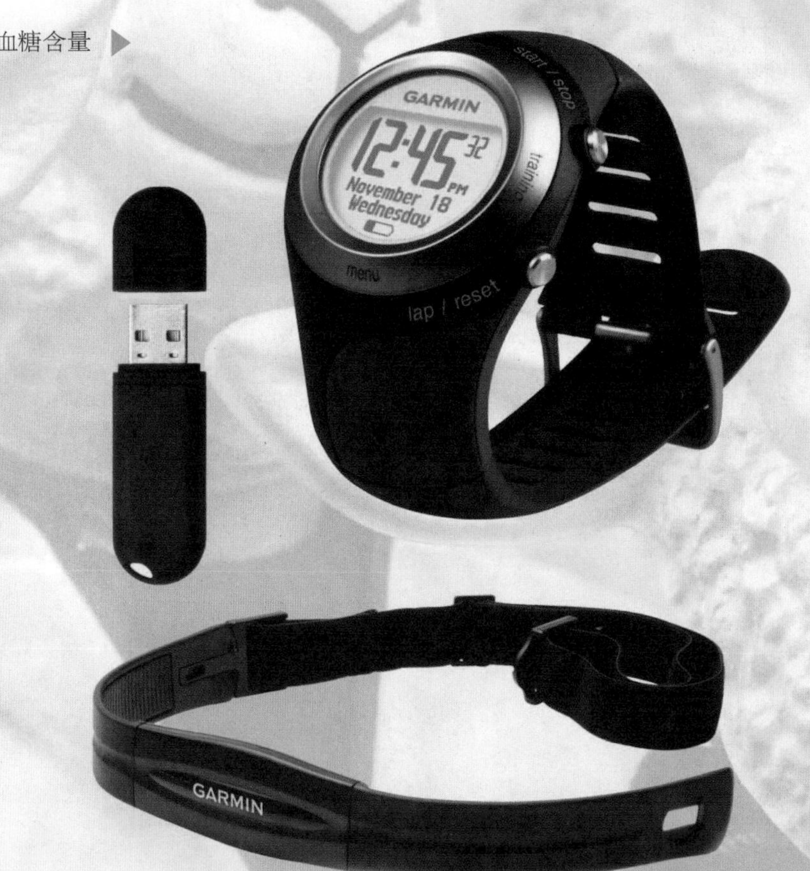

刺手指之苦。

这种奇特的手表被命名为“葡萄糖表”，它可以自动地测量糖尿病患者血液中的葡萄糖含量，如果血糖指标超过了某一个正常值或低于正常值，手表就会发出警告，提醒患者注意。而且，这种葡萄糖表还有个优点，它可以每隔20分钟就自动测量一次。葡萄糖表是如何工作的呢？其实，它的工作原理很简单。首先，手表会发出少量电流，并将它传送到使用者皮肤内，扩充皮肤的毛孔，然后，它会自动抽取含有微量葡萄糖的体液传输给手表。手表下的感应器在吸收了这些体液之后，以电化方法对其中的葡萄糖含量进行测量，最后，把计算得出的数据在手表的液晶板上显示出来。

通过对39名糖尿病患者的测量试验，结果表明，由葡萄糖表测出的数据与传统的针刺验血法测出的数据非常接近。这种手表既节省了时间，又方便还无痛苦，因此，深受患者的欢迎。美国FDA于2008年批准手表式葡萄糖监测装置用于罹患糖尿病的儿童及青少年。该装置于2001年3月就被批准用于成年人。

高科技给人带来了许许多多的便利，葡萄糖表这种新奇的手表只不过是小试牛刀而已。高科技的应用必将带给我们一个更美好的明天。

目前，葡萄糖表检测还需与刺指血液检测协同应用，以保证检测结果的准确。

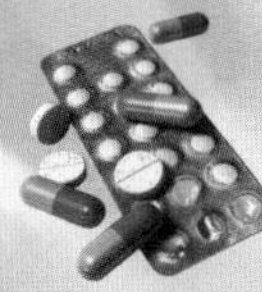

白血病的起因

白血病是目前难以治愈的一种血液疾病。只有了解白血病的确切病因，人类才有希望战胜它。

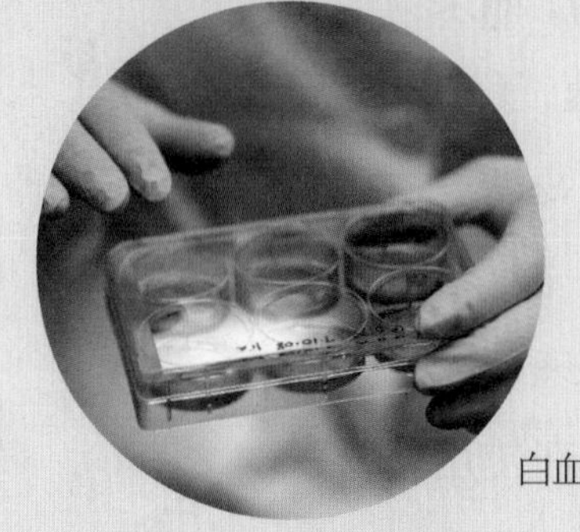

白血病是造血组织的恶性疾病

白血病居年轻人恶性疾病的首位，是中国十大高发恶性肿瘤之一。目前，我国白血病患病率约为3～4人/10万人口。

白血病是造血组织的恶性疾病，又称“血癌”。其特点是骨髓及其他造血组织中有大量无核细胞无限制地增生，并进入外周血液，将正常血细胞的内核明显吸附，造成正常造血受抑制。

白血病是目前难以治疗的一种血液疾病。一旦发现得了白血病，生存的几率非常小。但是，人类白血病的确切病因至今未明，许多因素被认为和白血病的发病有关，病毒可能是主要因素，此外，尚有遗传、放射、化学毒物或药物等因素。例如，早已证实C型RNA肿瘤病毒或称逆转录病毒是哺乳动物和灵长类动物自发性白血病的病因，这种病毒能通过内生的逆转录酶按照RNA顺序合成DNA的复制品，即前病毒，当其插入宿主的染色体DNA中后可诱发恶变；在放射因素中，电离辐射有致白血病作用，其作用与放射剂量大小及辐射部位有关，一次较大剂量（1~9Gy）或多次小剂量均有致白血病作用；而在化学毒物或药物等因素中，苯的致白血病作用比较肯定，苯致急性白血病以急性粒细胞白血病和红白血病为主，烷化剂和细胞毒药物可致白血病也较肯定。现在患白血病的人越来越多，这可能与社会环境有关，比如说辐射及其他一些因素的不断增加，都可能引起白血病发病率的提高。

由于白血病的难治愈性，人们往往担心这种可怕的疾病有没有遗传性？英国伯明翰大学的一项最

▼ 白血病具有遗传性吗？

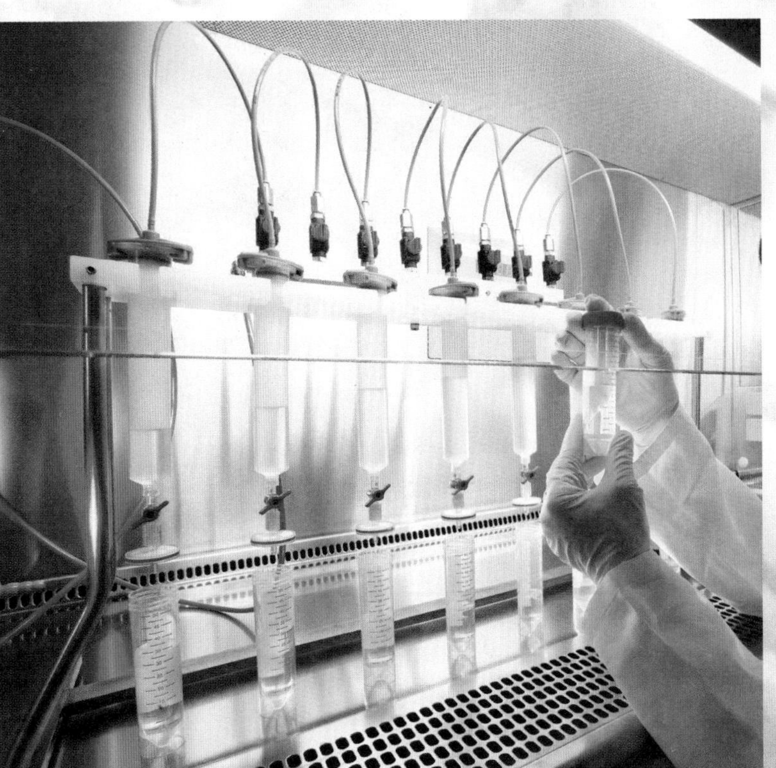

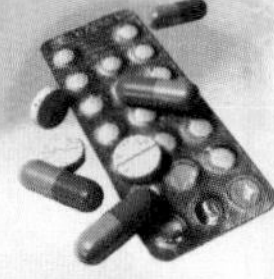

根据统计，白血病患者中有白血病家族史者占8.1%，而对照组仅0.5%。

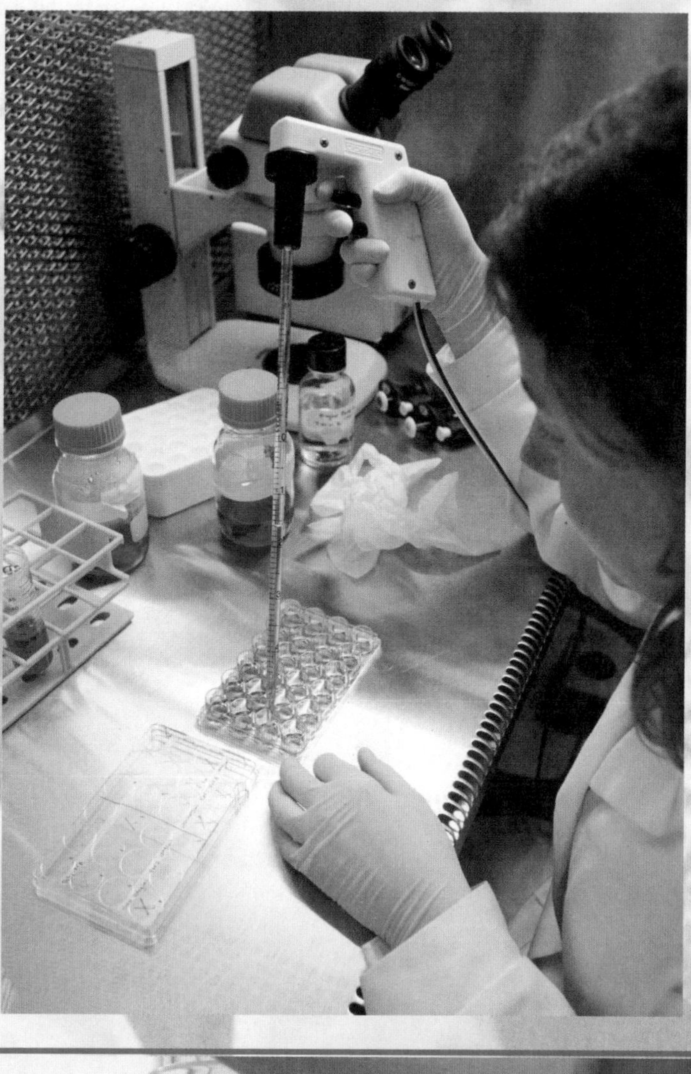

新研究表明，人体内一种名为ATM的基因变异后可能会导致慢性淋巴细胞白血病。这个发现在世界上第一次表明白血病有一定的遗传性。

在各种白血病中，最为常见的一种就是慢性淋巴细胞白血病，所以，科学家对这种白血病形式最为关注，进行的研究也比较多。英国伯明翰大学所

伯明翰大学的研究成果推动了白血病的研究进展

进行的研究显示，在慢性淋巴细胞白血病患者中，大约有1/5的人携带有ATM基因的某种变异形态。这1/5的变异基因携带者中，据估计有1/3是通过遗传途径而患上白血病的。

伯明翰大学的研究是白血病研究领域内的一个不小的进展。在这之前，科学家虽然也认为慢性淋巴细胞白血病患者中可能会有人携带有某种致病基因，但这仅仅是猜测，从未有人做过真正的研究并发现这种可能存在的基因。现在，伯明翰大学的科研人员不仅分离出了ATM基因的变异形态，而且还发现了白血病具有某种遗传性的证据。

这个研究成果有何意义呢？科学家可以据此进一步对修复缺损基因的新方法进行探索，还可以寻找预防慢性淋巴细胞白血病的新途径。而且，它还有助于加深对癌症成因的了解，促使人体系统在正常情况下，通过命令细胞自杀来防止受损细胞演变成癌细胞。早先的研究认为，ATM基因在人体"保安"系统中有可能无法控制这个自杀过程，现在看来，这并不是绝对不能改变的。

植物也能为人输血吗?

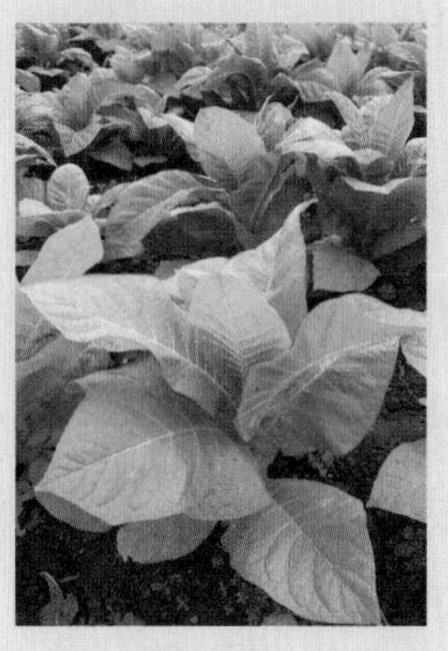
地球上植物资源丰富

植物是地球上数量庞大的生物体，如果人们能以植物为母体来给自己输血的话，人的血液需求从此将有保证了。

人们说的“植物血型”，其实是通俗的讲法。确切或科学地说，应该是“植物体液液型”。研究证实，植物体内存在的“体液液型”是一类带糖基的蛋白质或多糖链，或称凝集素。有的植物的糖基恰好同人体内的血型糖基相似。不同的血型糖基决定了不同的血型。如果以人体的抗血清进行鉴定血型反应，植物体内的糖基也会跟人体抗血清发生反应，

血液是人类生命的河流，它在人体内不停地流淌着，给人体各个部分带来了营养物质和氧气，使人得到源源不断的原动力。一旦血液停止流动，人的生命也会走到尽头。正因为血液对人体的极端重要性，人们才会格外注重血液。在失血过多时，人们总是尽力从外界给以补充，尤其是严重伤害时，若不能及时输血则可能致人死亡。但是，到目前为止，人们输血只能靠同类的奉献，也就是说只能从别人那里获取。这对输血量大的病人来说是一个很大的限制。那么，有没有其他途径可以获取血液呢?

几年前，一位日本法官在侦破一桩凶杀案时，

意外地发现，在现场上有一个未沾血的枕头竟然有微弱的血型反应。这到底是怎么回事呢?法官对枕头内的荞麦皮进行了研究，令人吃惊的是，他发现荞麦皮竟然显示出AB血型的特征。这一现象引起了人们的注意。后来，人们又对100多种蔬菜、水果进行了研究，发现有十几种都有血型反应。随后，一位日本科学家研究了500多种被子植物和裸子植物的种子和果实，发现其中60种有O型血型，24种有B型血型，另一些植物有AB型血型，但就是没有找到能够判定为A型的植物。这表明，植物也有血型。

从而显示出植物体糖基有相似于人的血型。

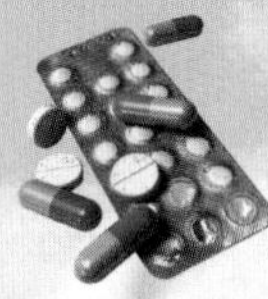

但是，到现在为止，植物界为什么会存在血型？为什么又找不到A型的植物？仍是一个谜。不过，不明白事物的本质并不妨碍人们对事物的利用。在侦破案件中，植物血型早已被人们加以利用了。在日本，曾有一个案件怀疑某辆汽车撞伤了3个人，通过研究却发现其中两种血型都是植物血型，只有其中一种才是人的血液，从而使案件得到了正确处理。

最近，又有科学家发现，玉米、油菜、烟草等植物中含有类似人体的血红蛋

▲ 血红蛋白是红细胞的重要组成部分

植物血型还能帮助破案。比如，根据遇害者胃里的食物化验结果，可以知道死者在遇害前吃过什么东西，从而可发现破案线索。

白基因。这表明，植物也有造血功能，如果加入铁原子，就可以制造出人体需要的血红蛋白。由于血红蛋白是红细胞的重要组成部分，易于与氧结合或分离，所以它具有输氧能力。因此，一旦这项实验成功，将会出现植物为人输血的医学奇迹。

植物是地球上数量庞大的生物体，如果人们能以植物为母体来给自己输血的话，人的血液需求从此将有了保证，而且，植物血液中不会携带艾滋病病毒、肝炎病毒等有毒物质，受血者将不会发生这方面的毒副作用。高科技又将为人类创造新的奇迹。

对植物血型的探索，还只是刚刚揭开帷幕，随着研究工作的不断深入和发展，人们也将会揭示出植物血型在其他方面的广泛用途。

检查遇害者胃内残留食物可以提供破案线索

第三篇
重塑人类肉身
——高科技与整形

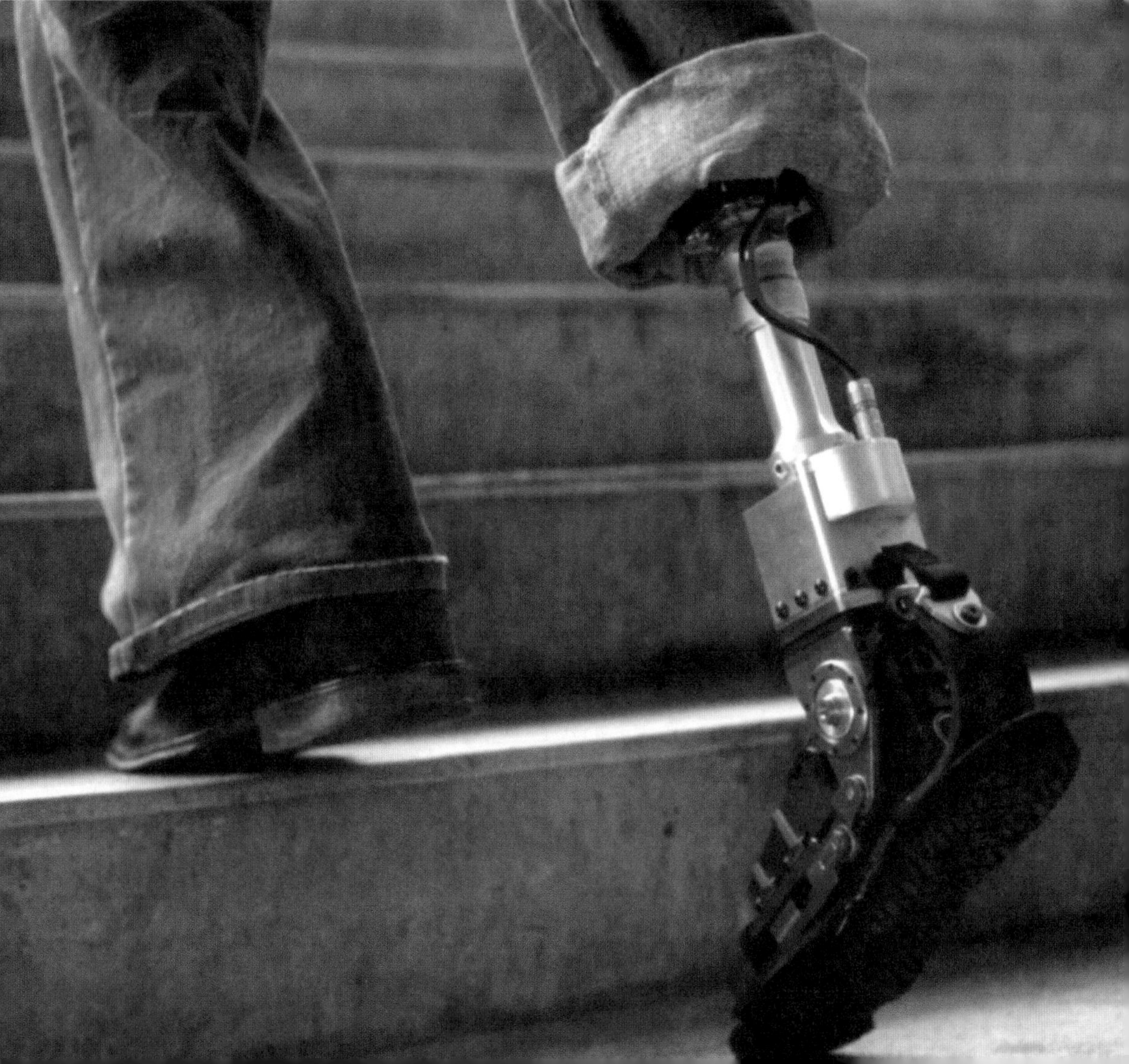

安全有效的激光美容

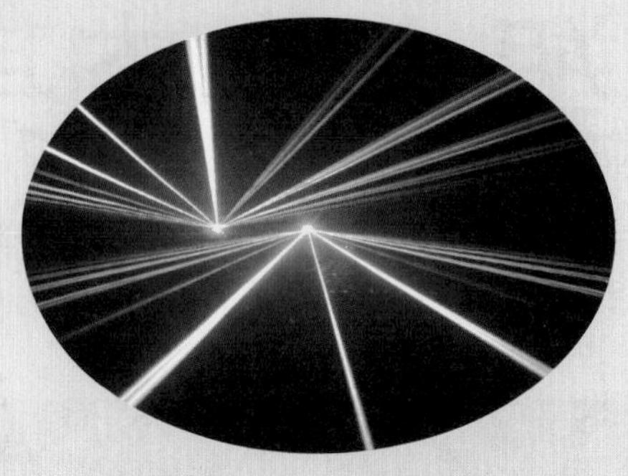
激光在现代社会中的“踪迹”随处可见

激光美容是近几年兴起的一种新的美容法。此法可以消除面部皱纹，用适量的激光照射使皮肤变得细嫩、光滑。如治疗痤疮、黑痣、老年斑等。由于激光美容无痛苦且安全可靠，受到人们欢迎。

在现代社会中，激光的“踪迹”可以说是随处可见。报刊、电视、广播等不时会报道有关激光在军事、通讯、医学等领域中应用的信息。连小朋友也从他们喜爱的卡通节目里，认识了他们心目中的“激光”。

激光到底是什么东西呢？其实，激光和我们生活中不可缺少的太阳光、灯光一样，也是一种光。但是它却有着许多普通光无法与之比拟的特性。例如，它的亮度非常高，强度也非常大。功率为40瓦的灯炮只能用于照明，而输出功率为40瓦的二氧化碳激光，则足以把我们的皮肤及其他组织切开。而且激光是一种单色光，在临床上，我们可以根据病变组织的吸光特点，选择一种波长仅被病变组织吸收的激光，这样，就可以做到有的放矢地消除病变。

20世纪90年代中后期，美国、以色列、英国、德国的先进成套的激光美容仪迅速涌进国内，并趋向普及，一些国产的激光美容仪在国内也得到了越来越多的应用。

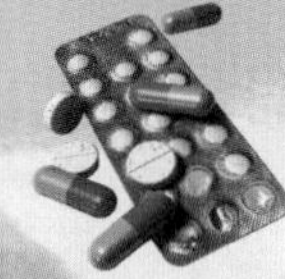

激光美容就是利用激光的上述特性，在需要用手术方法改善形象的缺陷时，选择合适波长的激光，调节适当的光强度，酌情采用切割、汽化、烧灼或凝固等方法来处理。这就是说，利用激光对生物体的“热作用”和“机械作用”来完成美容工作。

所谓切割，是指将激光束汇聚成一个直径只有0.1~0.2毫米的光点，当其在皮肤组织上移动时，皮肤组织就会裂开，形成一个切口。

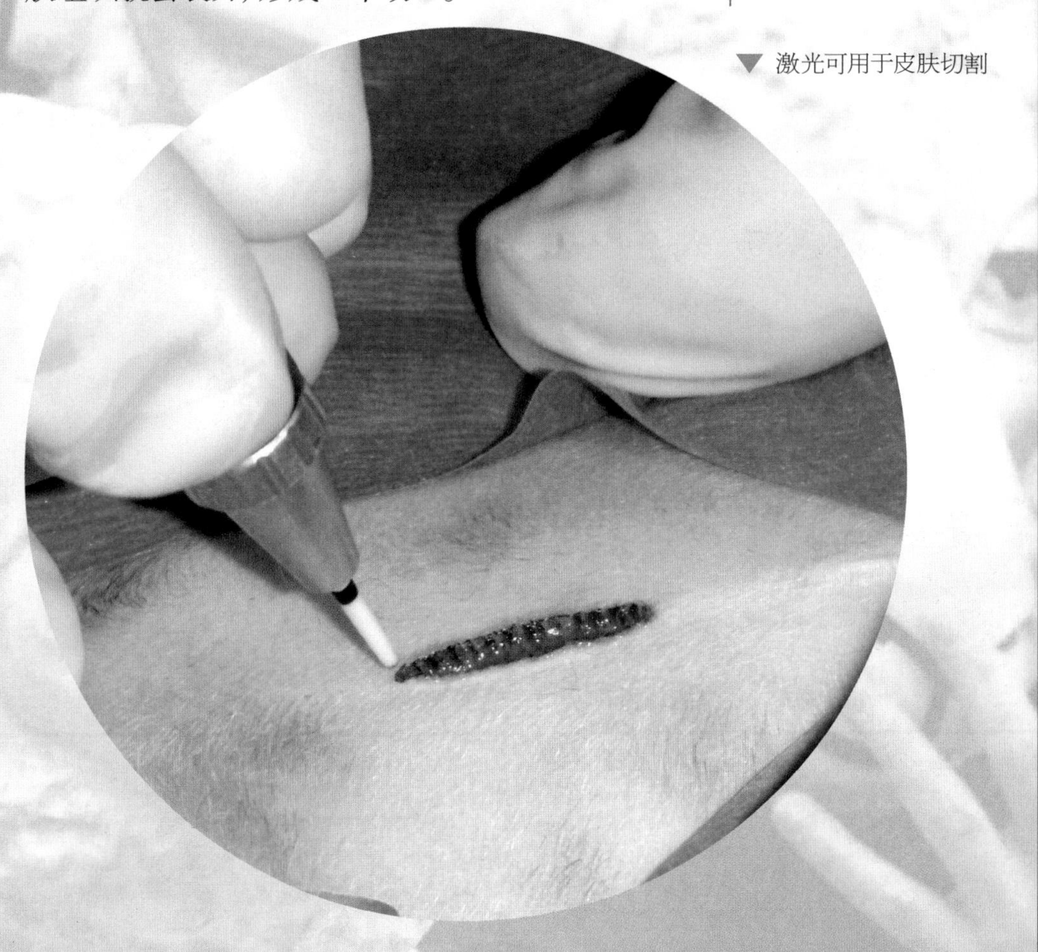

▼ 激光可用于皮肤切割

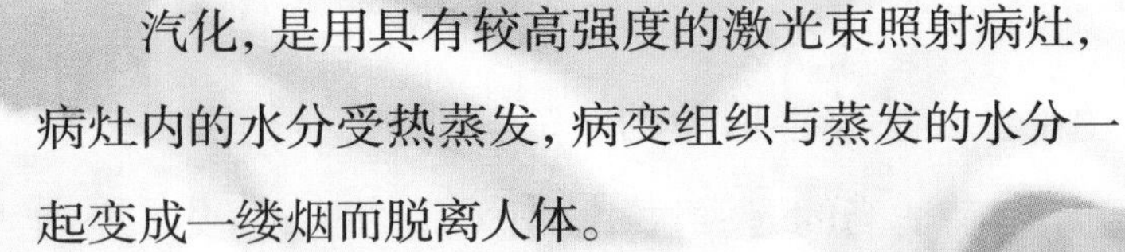

汽化，是用具有较高强度的激光束照射病灶，病灶内的水分受热蒸发，病变组织与蒸发的水分一起变成一缕烟而脱离人体。

灼烧，是指用低强度的激光去照射，使病变组织由浅层至深层被

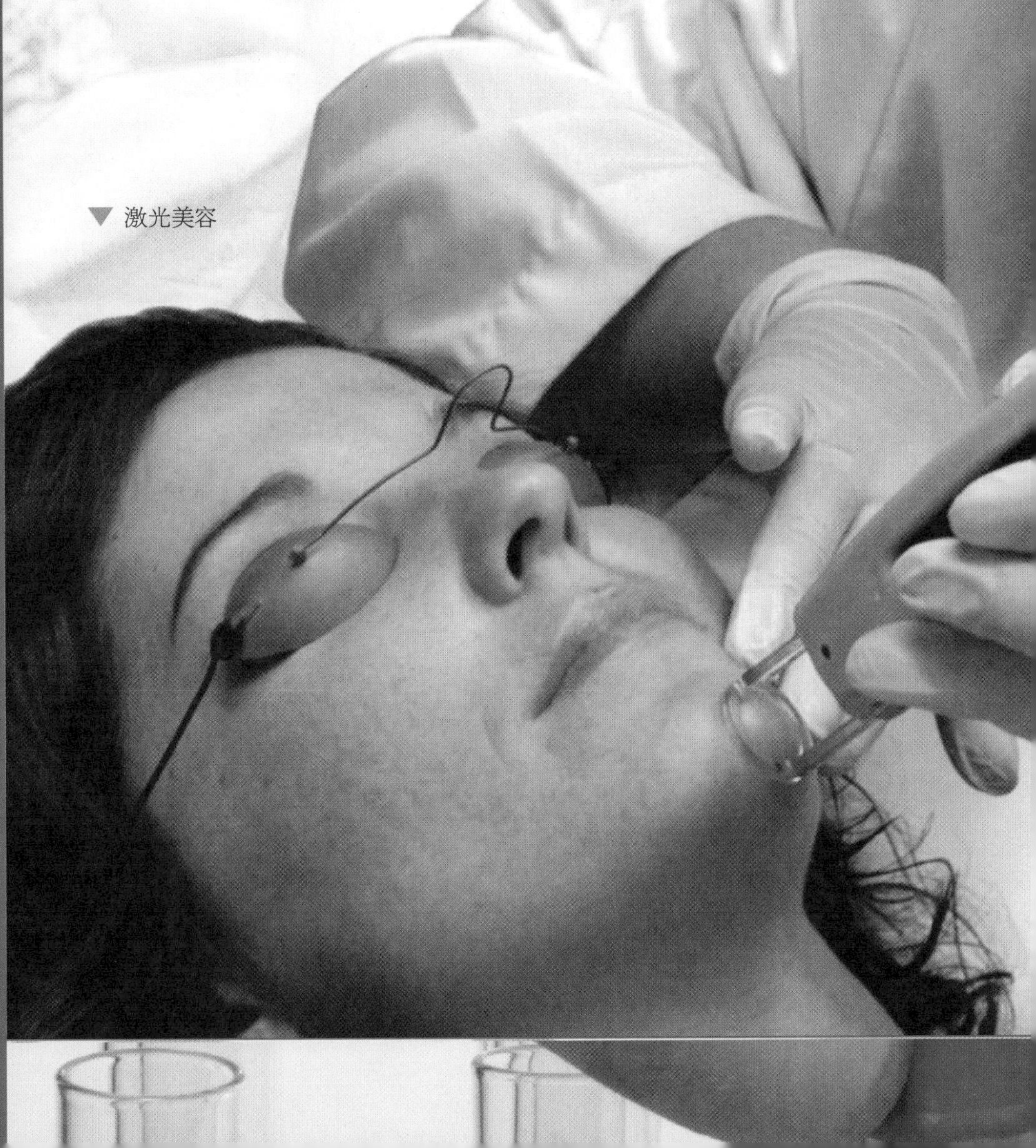

▼ 激光美容

炭化，与正常的皮肤组织脱离。

凝固，是用更低强度的激光照射病灶，使其渐渐受热而凝固坏死，这就像我们平常煮鸡蛋一样，不损坏外壳，将蛋黄、蛋白加热凝固。

对于那些无须手术治疗而影响美容的皮肤变化，可以使用低强度激光治疗，即通过激光的“生物刺激作用”来达到治疗的目的。这种低强度的激光可以看作是一种良性的刺激，可兴奋人体的皮肤，通过神经—体液体系的调节，就有可能使变化了的皮肤恢复正常。

激光美容具有众多优点，一般情况下都可以做到不出血、不感染、创面愈合快；而且对一些用普通美容术难度较大的耳郭、嘴唇、眼睑等部位，用激光美容则是轻而易举的事情。激光美容正被越来越多的人接受。

因为皮肤在激光治疗后比较细嫩，所以要预防日晒。外出要涂防晒霜，严禁使用阿司匹林和酒精（包括含有酒精的化妆品），切不可挤、压、碰、磨擦治疗部位；治疗期间禁食感光性食品（如芹菜、韭菜、香菜等）和感光性药品；敏感性皮肤禁食可能引起皮肤过敏的食品；治疗后因为皮肤的吸收能力增强，新陈代谢加快，部分患者可能出现皮肤干燥缺水的情况，所以术后须对皮肤补充足够的水分和营养。

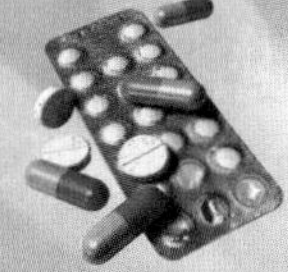

重塑容颜的整形外科

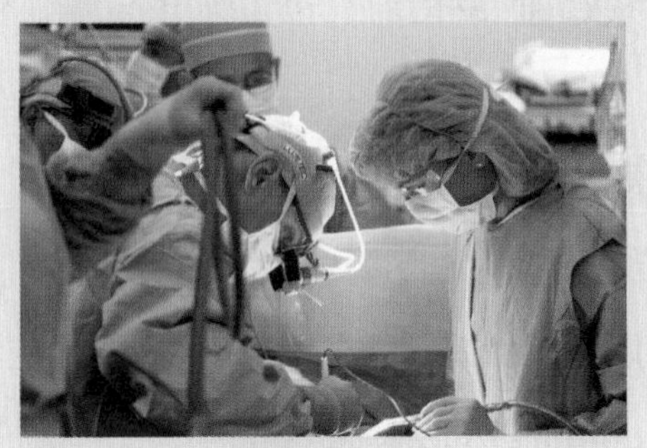

整形外科，顾名思义，就是通过手术，对人体形态进行修整。

整形外科的社会关注度越来越高

第一次世界大战后，哈罗德·吉利德在英国建立了一个整形外科小组，来治疗许多士兵可怕的面部创伤。他是第一个尽可能使他的病人恢复正常面容的整形外科医生。

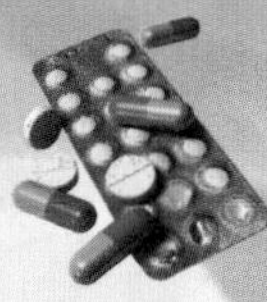

整形外科，是以组织移植为主要手段来修补或整复由于各种原因造成的人体组织或器官的缺损或畸形，进而达到恢复和重建功能、改善外观形态的目的。

整形外科虽然是一个新兴专业，只有近百年的历史，但整复体表缺陷的手术可追溯到古代。例如公元前我国《晋书》上就有修复唇裂的记载，公元前7世纪至公元前6世纪印度即有鼻再造与耳垂修复的记载。19世纪，从事整形外科手术者日益增多，范围不断扩大，特别是皮片移植的出现及许多有关整形手术的著作问世，对整形外科向专业发展起到了推动作用。20世纪初期，在治疗“一战”中以颌面部损伤为代表的残疾时，整形外科技术发挥了重要作用。自从美国影片《变脸》播放以来，人们对这门技术的兴趣越来越浓厚了。

整形外科的组织移植，就是将人体上的组织从一个部位移植到另一个部位，或者是将一个人体上

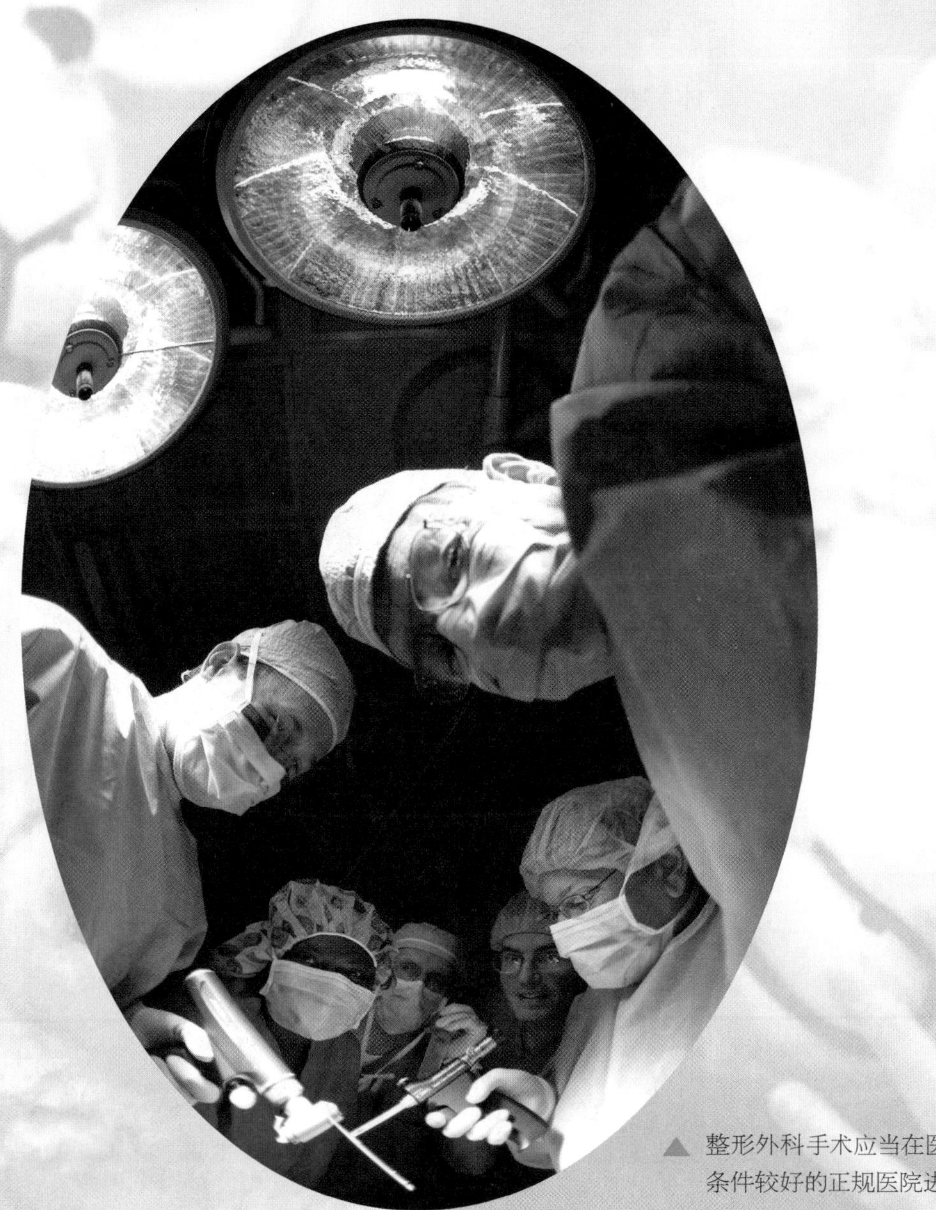

▲ 整形外科手术应当在医疗条件较好的正规医院进行

的组织移植到另一个人体上。在整形外科中，目前应用得最多、最广泛的是皮肤移植，除皮肤之外，还有脂肪、软骨、骨骼、血管、神经、肌腱移植等等。就目前来讲，大多数的组织移植都是取自自身组织的自体移植，只有同卵双胞胎之间可以相互提供移植组

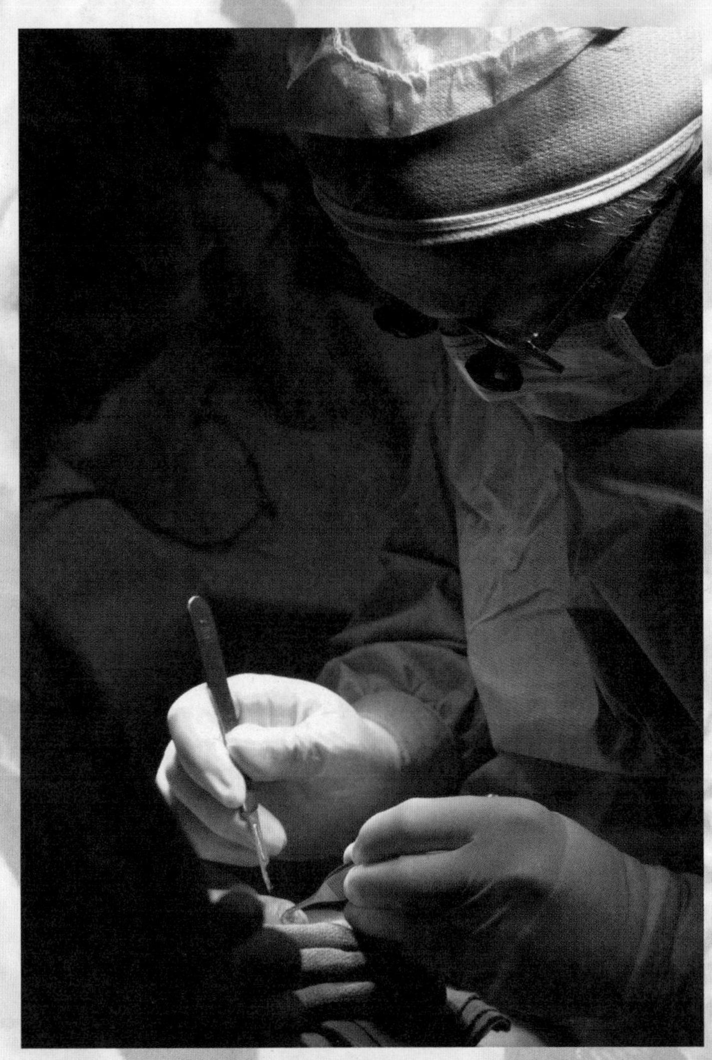

▲ 正规的整形外科医生必须经过严格的训练

织，其他的异体移植都存在免疫排斥，存活时间不长。就算是父子、兄弟姐妹之间的异体皮肤移植也不例外。这个难题至今尚未得到很好的解决。

整形外科手术对外形的恢复要求相当高，为了使整形达到预期效果，一般得用“无菌技术”和“无创伤操作技术”，因为任何的感染或组织创伤，都可能直接影响到手术的最终效果。有时不仅不能获得理想的整形目的，甚至会加重缺损或畸形，给病人带来更大痛苦。在进行组织移植手术时，由于被移植的组织对细菌感染的抵抗力相对较低，很容易发生感染。因此，遵循无菌技术就显得特别重要。这就提醒人们，如果要做这类手术，一定要在正规医院进行。另一方面，在各种组织移植过程中，如果手术创伤过大，也势必使组织活力更为低下而影响伤口的愈合，甚至引起坏死，因此整形外科严格讲求无创伤操作技术。

正规的整形外科医生必须经过严格的训练，要求手法极其轻柔，操作精巧细小的器械时动作要非常熟练，尤其是做面部的手术，更是需要如此。只有这样，才能获得最佳的外观效果。目前，整形外科已越来越引起人们的重视，它给很多人带来了生活的信心。

我国整形外科作为一门学科开始于20世纪40年代末期，50年代初，一些医学院纷纷成立整形外科，设置专科病床，收治各种类型的整形外科病人。为了专业的发展与学术交流，我国整形外科与烧伤专业已于1982年正式成立了专业组，1985年整形外科学会正式成立。

机电一体化假肢

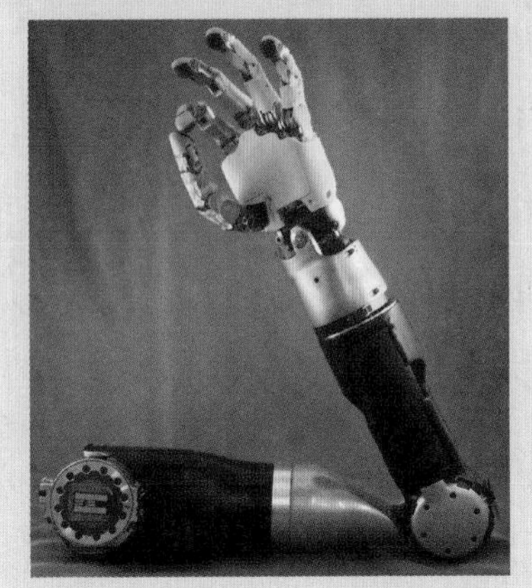
上肢假肢

假肢是医学中的一个重要部分，研制出灵活自如的假肢将是断肢患者的福音。随着现代科学技术的不断进步，人们总有一天会制造出能与真手媲美的人造肢体来。

有人称人体是最好的机器，它集中了好几千个能够自我修复的部件，其中的大多数部件都能执行若干种功能，这些不同的部件还能互通信息，器官、肌肉和组织以化学和电子方式共享信息，并按DNA编码处理信息。所以，看似一个很简单、很自然的动作，其中也包含了许许多多复杂的过程，只是我们自己没有意识到而已，这大概是“不识庐山真面目，只缘身在此山中”吧。

假肢多用铝板、木材、皮革、塑料等材料制作，其关节采用金属部件，现在假肢的主材是钛合金和碳素纤维材料。

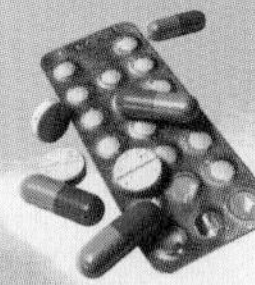

当专家要仿照人手的自然功能为断肢者制作假肢时，这些问题会一一显现出来。假肢是供截肢者使用以代偿缺损肢体部分功能的人造肢体，有上肢假肢和下肢假肢。在假肢制作过程中，需要用到机械、电子、计算机技术等一系列知识，并要把它们灵巧地组合在一起。这种多学科交叉的产物又被称为机电一体化，它是复制人体功能的唯一可行的途径。就拿为小孩制造人造手来说，必须要做到手小而又有力量，使用起来要方便，还得非常省电，因为人造手是用电池工作的。

英国科学家使用一种弹簧回动机构制造出了基本符合上述要求的儿童假肢。这种假肢由单片电路驱动的微型电机操作抓爪器，使它能够抓紧物体。儿童只要收紧手臂上的肌肉就可以激发该手动作，因为当肌肉收缩时，会被安装在手臂上的肌

▼ 下肢假肢

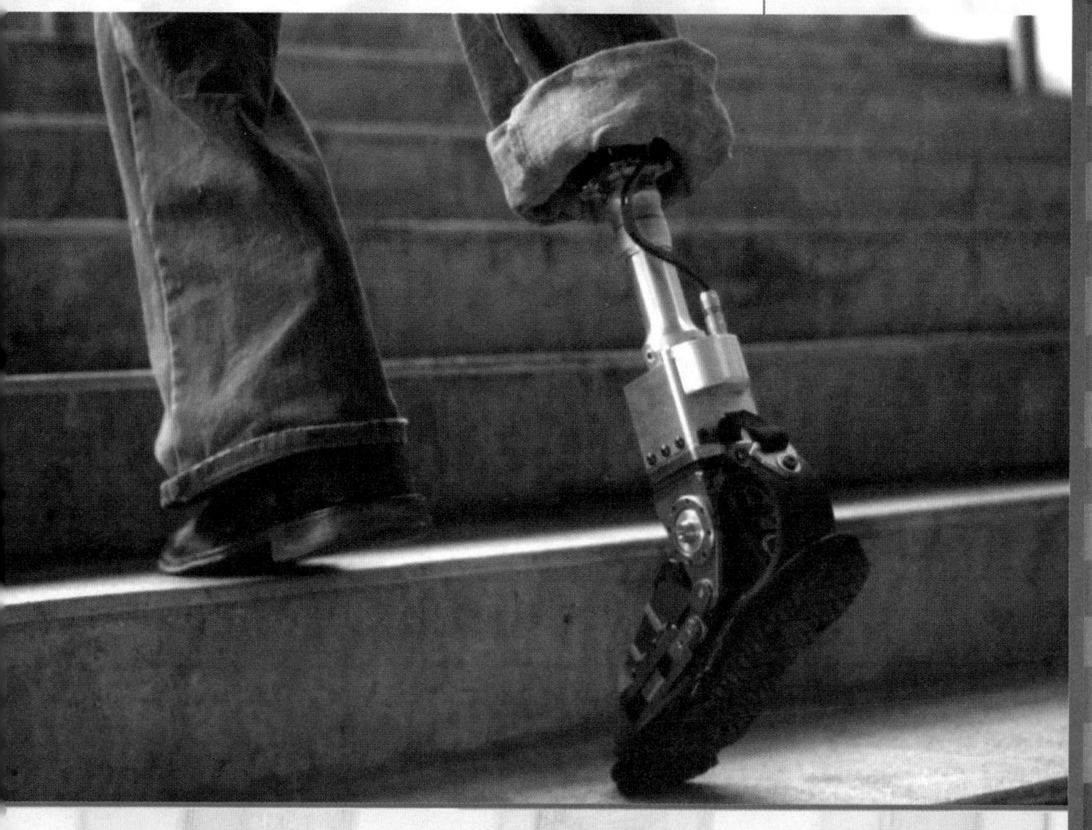

电检测器感觉到，从而产生低压电信号，收缩的力度越大，信号也相应越强。当儿童放松肌肉时，弹簧自动关掉抓爪器。由于小孩的手比较小，用于假肢的电子设备必须做得很小，而且，为了使电力损耗尽量小，静止电流也要很低。半导体元件是个比较理想的选择。可以想象，在未来的设计中，软件势必成为一个关键因素，计算机离开了软件不过是个机器而已，用计算机指挥的假肢也是如此。

假肢技术不断进步

美国斯坦福大学的科学家开辟了用神经脉冲直接控制机电一体化假肢的新途径。他们不是使用强度弱、易受到噪声干扰的肌电信号，而是诱使神经末梢长入有几百个小孔的特种电路片。信号由大脑产生后，由神经网电路处理，再去控制执行机构。不过，使用这种假肢的病人必须先接受理疗专家的训练，学会让神经网对特殊的命令作出合适的反应。这种方法比起前一种方法，似乎更聪明一些。

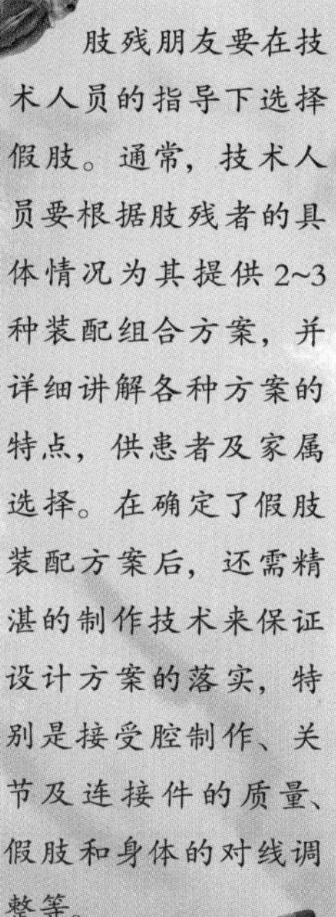

肢残朋友要在技术人员的指导下选择假肢。通常，技术人员要根据肢残者的具体情况为其提供2~3种装配组合方案，并详细讲解各种方案的特点，供患者及家属选择。在确定了假肢装配方案后，还需精湛的制作技术来保证设计方案的落实，特别是接受腔制作、关节及连接件的质量、假肢和身体的对线调整等。

仿生假手，得心应手

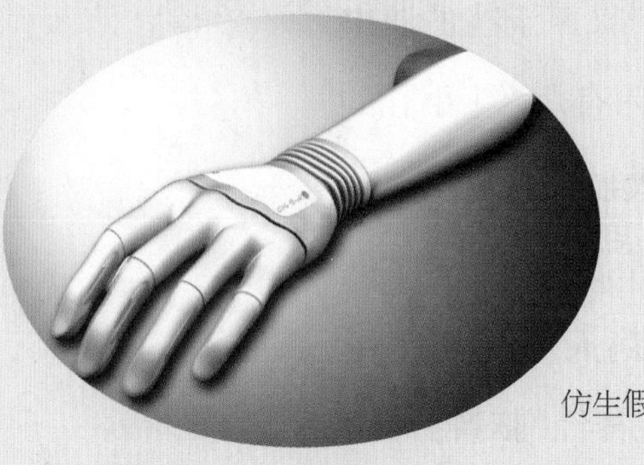
仿生假手

有了仿生假手，残肢病人的痛苦将会大大减少，他们也能像正常人一样，"得心应手"。

自1957年，苏联假肢中心研制出世界上第一个肌电假手以来，经历几十年的发展，假手的仿生智能传感技术有了很大提高。目前重点研发多自由度有传感智能的假手，目的是提高假手的灵活性及与环境的信息交互能力，增加假手操作的自主性。

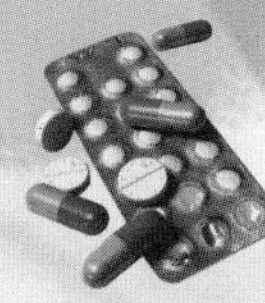

当一个人的手臂断了的时候，如果无法进行再植，唯一的办法就是安装一个假手。但是，现在的假手有很大的局限性：它们没有灵敏的手指，对压力不能做出相应的反应。这样一个假手安装在人身上，患者无法得心应手。那么，现在能不能做出更好的假手呢?

英国医学家研制出了仿生假手，这种手可以完成真手85%的功能，真可谓以假乱真了。这种仿生假手由患者脖子上的肌肉收缩控制。假手的人造皮肤下共有30个内置微型传感器。每只假手和真手一样，有5个手指头，每个手指头上各有6个传感器，按每隔2毫米的距离排列。

除此之外，科研人员还在研制一种神经合成器，一旦研制成功了，仿生假手恐怕不仅仅是以假乱真，说不定还能达到栩栩如生的地步。只要主人想干的事情，仿生假手就会和真手一样，利索干净地完成任务。

人手有着极其复杂的结构，一个大拇指就可以做出最复杂的动作来。当人的真手捡起一个小物件时，其皮下成千上万的神经末梢就会源源不断地把各种各样的信息反馈给人的大脑，

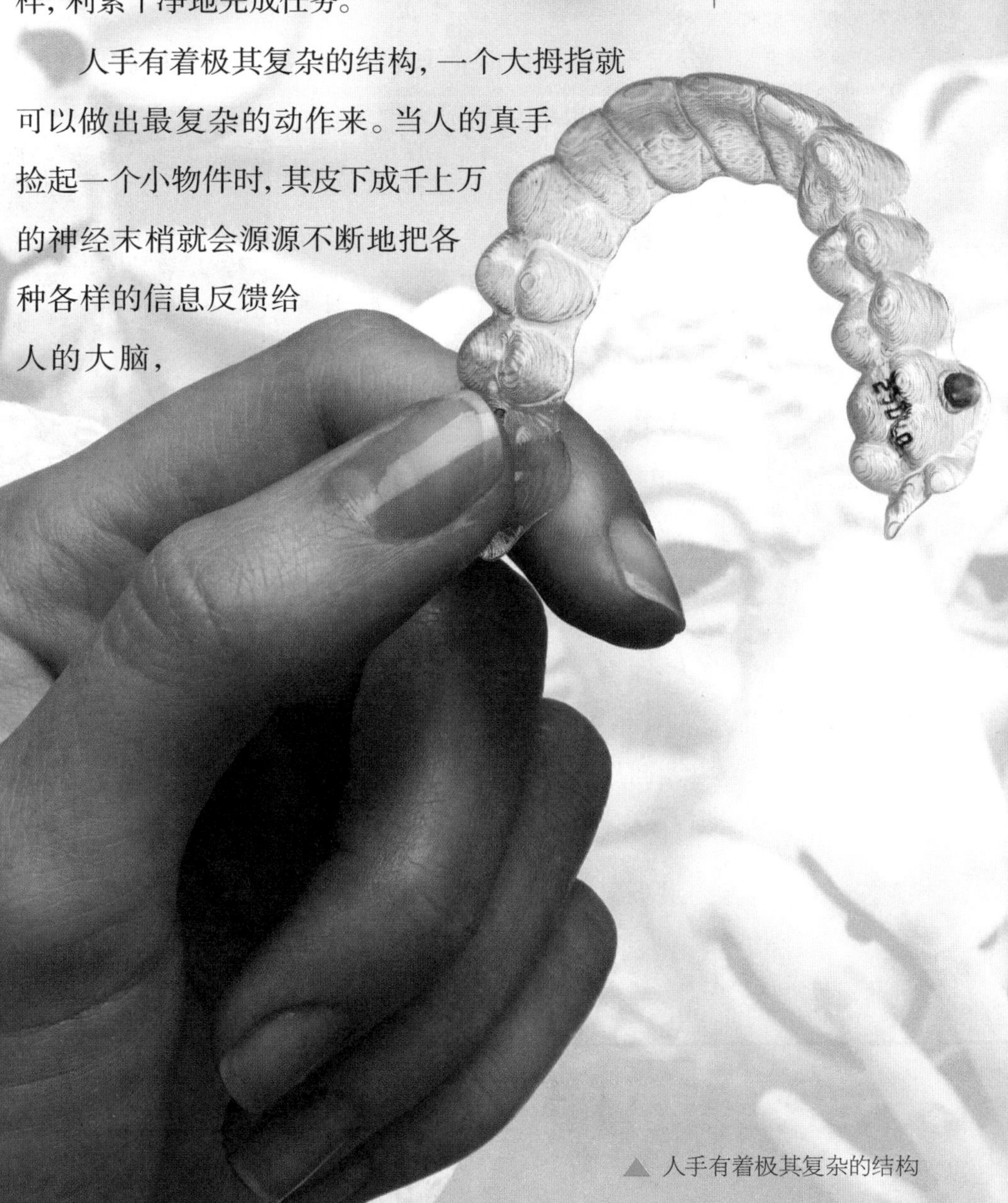

▲ 人手有着极其复杂的结构

2007年，美国纳什维尔范德堡大学的科学家开发出了一种新型仿生手，依靠新型火箭提供动力，能举起大约10千克的重物，比现在市场上出现的假肢的载荷高出3~4倍，并且速度也比目前的假肢快3~4倍。与目前市场上的其他假肢相比，这种用火箭提供动力的仿生手还具有更高的灵活性和自由度。它比以前的假肢更自然，并且拥有可以旋转、弯曲的手腕以及可以自主张开、合拢的手指。

让大脑作出判断，再给手传达新的信息指令，从而使人手能随时地调整，以适应所要捡的小物件的特征，最终把它捡起来。

可是，看似十分轻松随意的动作却让假手无能为力。因此，仿生学假手的一个重要组成部分就是英国科研小组研制出来的能够对压力做出像真手神经末梢那样反应的微型传感器。这种微型传感器将成为覆盖假手表面的人造皮肤的一个重要组成部分。仿生假手可以根据人造皮肤表面受到的不同的压力通过传感器做出反应。此外，假手的抓力还可以根据不同的使用者而异，每个假手手指都有自己的压力点，因而不会出现其中一个手指碰

Zhong Xiao Sec
Taipei County, Taiwan

新技术的仿生假手更加灵敏

到了物体，其他手指动作不得不全部停止的尴尬局面。

目前，由苏格兰国民医疗服务体系（NHS）的工作人员大卫·高发明的一款高性能仿生手已经投放市场。这款仿生手的大拇指和其他几个手指可以像人的手一样转动和抓握，并通过使用者的思维和肌肉来控制。这一技术已经在无数人身上试验过，包括在伊拉克战争中失去手臂的美国士兵。

“打印”出来的人造骨头

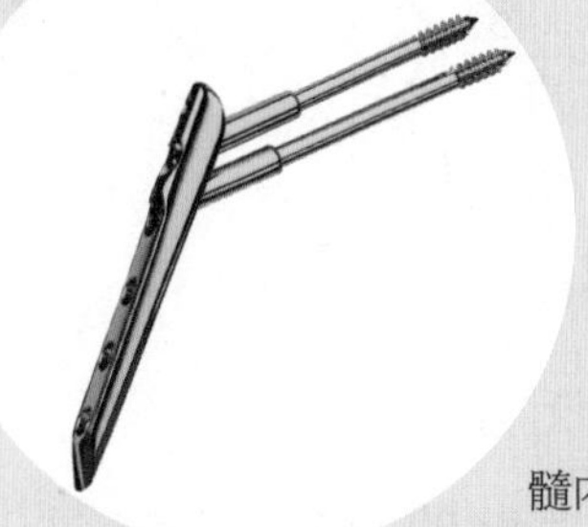
髓内钉

人造骨正在处于不断完善的过程中，总有一天，人们会发明出在功能上与自然骨毫无区别的人造骨来。

骨头碎了不能再长好，怎么办？现在医学上已经能够采用替代骨头了，主要是用不锈钢制造的人工骨头。虽然这种不锈钢骨头也能够起到骨头的支撑作用，而且比骨头还要坚硬，但它毕竟是钢铁，无法像人体的骨头那样自然生长、自然连接，它需要髓内钉、钢板、螺丝钉等金属异物作固定材料存留在人体骨腔内，会对人体造成很大的损伤，手术中和手术后也容易发生髓钉嵌顿、骨骼劈裂、骨骼感染等并发症。能不能发明更完善的人造骨头呢？

因为钛可以和人骨密切结合，新的骨头可以贴合在钛上，所以钛是最好的人造骨的材料。

最近，一种可以被用作外科手术的人造骨头在德国诞生。这种由钛、玻璃陶瓷材料或者高性能的塑料制成“骨头”已经被德国、瑞士、奥地利、法国以及意大利的外科医生认可并采用。

加拿大科学家曾经利用喷墨打印的原理，在一种改良过的特殊喷墨打印机上成功“打印”出人造骨头来，这种堪称完美的替代品在植入人体后，可和骨骼系统严丝合缝，非常利于康复。这种“打印机”里的“纸”，其实是一种像水泥那样的人造骨粉，“喷墨打印机”将人造骨粉与酸结合后，经化学反应就会变得坚固，然后在这上面再喷上一层粉末，最后形成和人

▼ 人体中的骨头

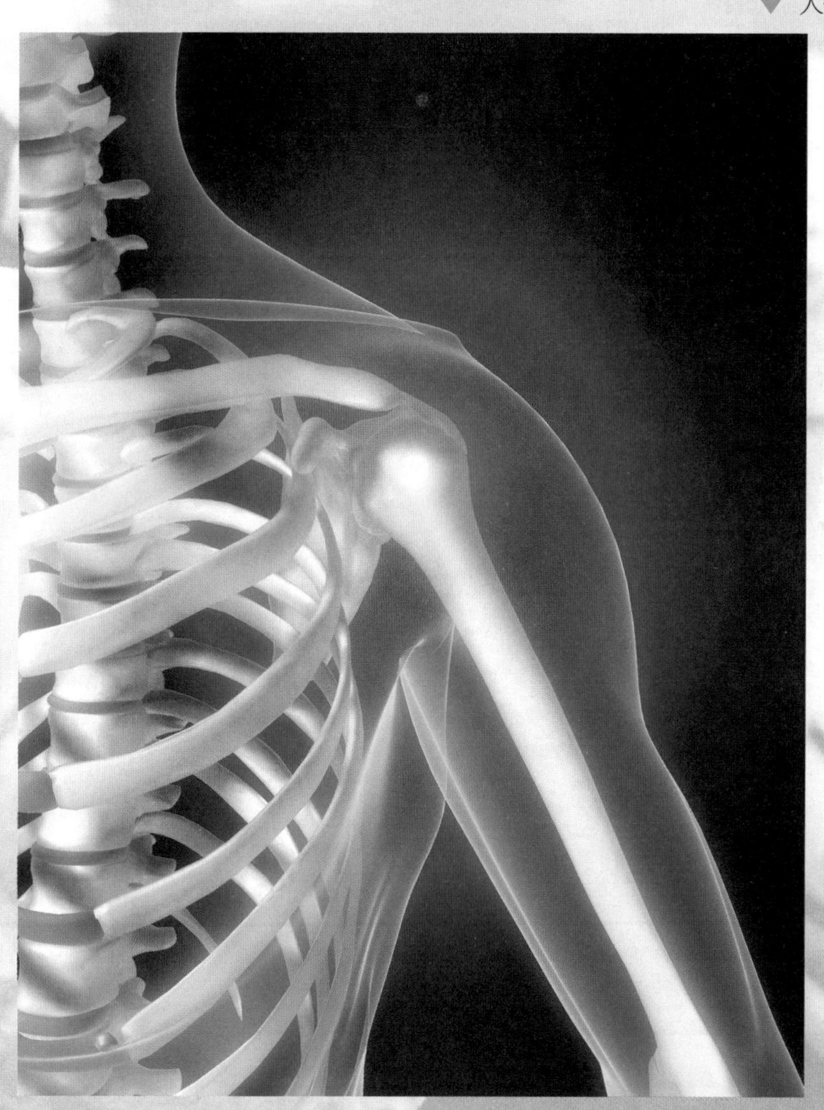

体受伤部位一模一样的立体人造骨头。“打印”的速度也非常快，大约10分钟就能制成一根骨头。医生可通过扫描确定骨头的形状，然后在“骨头打印机”里定制，植入患者的受伤部位。

美国科学家开发出了一种新型人造骨头，主要由矿物质网络组成，能很好地与动物骨骼实现啮合。这种材料由羟基磷灰石衍生而来，能增强骨骼和牙齿的硬度。科学家通过将羟基磷灰石晶体转换成骨基质的方法，把它嵌入有机材料中。通过实践，科学家摸清

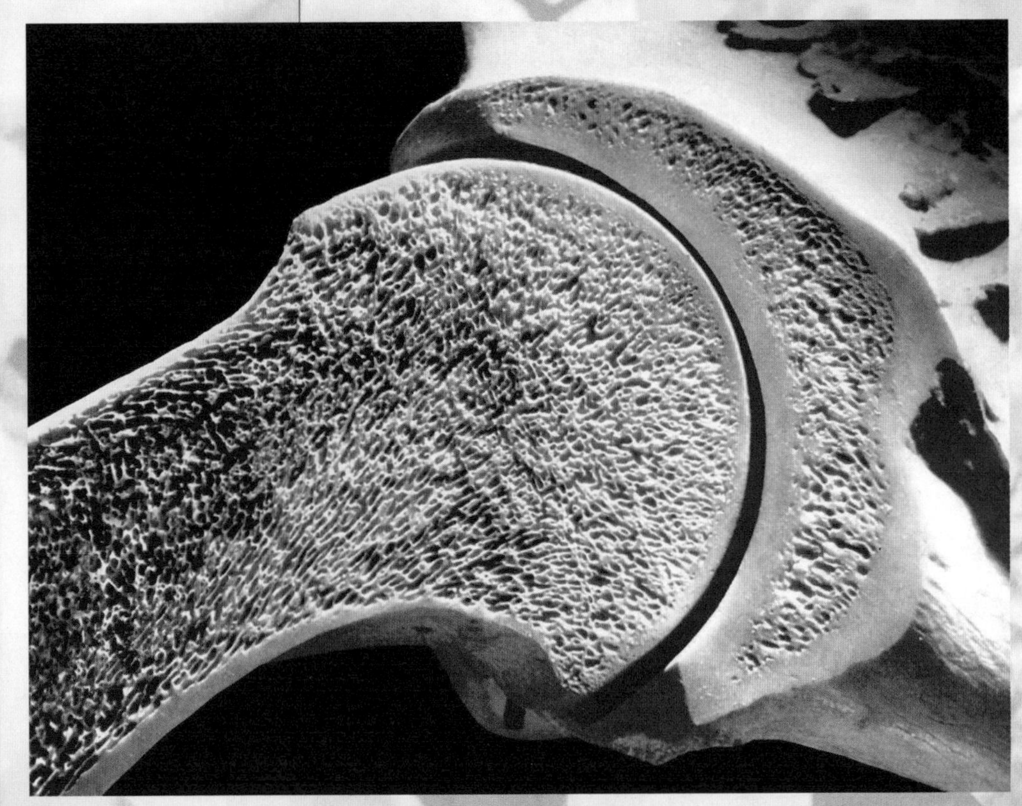

▲ 未来科学家将发明与自然骨无区别的人造骨

了有机磷灰石与有机材料物质间所产生的相互影响关系，并以全新的概念发明了人造骨材料的制备方法，用于修复因意外或先天性缺陷以及因疾病而致残的人类骨骼。

这种新材料可以按照实际的需要做成各种各样的形状，并且能够掺入各种组织内。例如，外科医生可以用有机磷灰石材料先做成一种软膏状植入体，等植入受伤部位后再使其变硬，或者在骨植入表面涂层，以增加人体对植入物体的接受能力和啮合力。

科学家用狗做了一个实验。对成年狗进行人造腿骨移植手术后，大约静养12周的时间，不仅骨骼生长顺畅，而且还得到了良好的修复。用电子显微镜成像观察后发现，在狗腿骨的人造骨和自然骨交接面的一侧，均长有相同的结晶组织，这是由于骨细胞侵入磷灰石中引发了自然骨的再生，从而创造了人造骨与自然骨的完美啮合。

这种新型人造骨还有一个优点，那就是有机磷灰石混合物可以同时与其他药物合并使用，如可掺入抗生素、消炎药、化疗剂或生长因子，这样能有效地刺激骨骼的愈合及其组织的修复。

2004 年，我国成功研发了纳米人工骨材料。这种纳米“人造骨”自 2004 年在国内开始销售以来，已在 2000 多例患有颈椎病、腰椎病、拔牙创伤、骨缺损等病的患者身上使用，无一例因材料引起的不良反应。

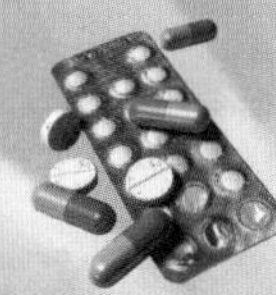

人造皮肤，亲密无间

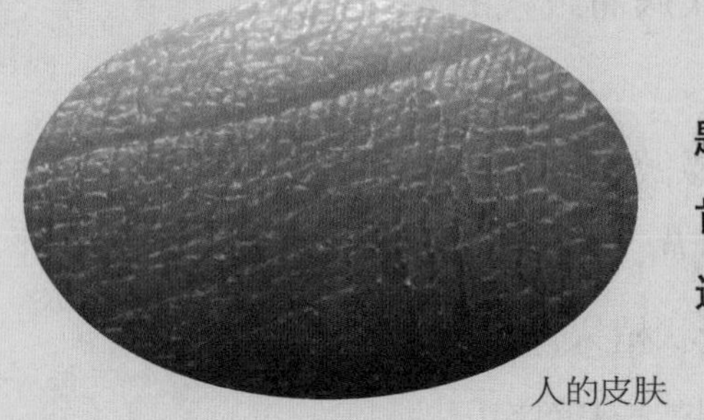
人的皮肤

人造皮肤是医学上的一个难题，但是依靠科学技术的进步，人们肯定会制造出与真皮功能一样的人造皮肤来，这一天或许并不遥远。

“人造皮肤”即医学上所称的“组织工程皮肤”，它是利用组织工程学、细胞生物学、材料学等学科的研究原理和方法，将种子细胞，如自体或异体的表皮细胞和真皮成纤维细胞，与适当的支架材料如胶原、脱细胞真皮等相结合，构建形成具有一定形态、功能和生物活性的皮肤替代物，在临床上主要用于修复、维护和改善损伤皮肤的组织功能和形态。

一场熊熊大火在夜里突然发生，侥幸逃生的王大妈被烧成了重伤，全身70%的皮肤都被烧伤了。王大妈烧伤深度大，所剩皮肤少，医院只得将她臀部和头部的皮肤剥离下来，移植到被烧伤的胸部、背部。为了植皮再生，特别是为了臀部和头部的伤口尽快再生，医院还使用了一种促进皮肤增殖的创伤保护材料。在一些较浅的创伤处，对坏死皮肤也使用了创伤保护材料，防止全身感染，保护皮肤再生。

人的皮肤由表皮层和真皮层组成，如果表皮层损伤而真皮尚在的话，皮肤的愈合比较容易；如果真皮遭到了损害，植皮就成了唯一的治疗手段了。而且，植皮也只能用自身皮肤，像上面王大妈使用的就是自己其他部位的皮肤。要是好皮很少，不能植皮，那怎么办呢？植入人造皮肤就是唯一的选择了。

在人造器官中，皮肤是最难制造的，很长时间以来，人们未能研制出真正发挥真皮功能的人造皮肤，只是研制出接近于真皮的创伤保护材料。王大妈用的就是这种材料，它是由猪皮、胶原纤维膜及聚氨基甲酸酶等合成，对于留有真皮的创口，可以覆盖住表皮促使愈合。

另一种办法是培养皮肤。工作人员先切割下一块邮票大小的人体正常皮肤，然后进行培养，经过2~3周的时间，皮肤面积可以扩大到几十倍大小，再把它贴到烧伤处。这对于创伤面积大、好皮肤少的烧伤患者来说无疑是一个福音。但是，这种办法的成活率并不理想，很容易出现脱皮、坏死的情况。

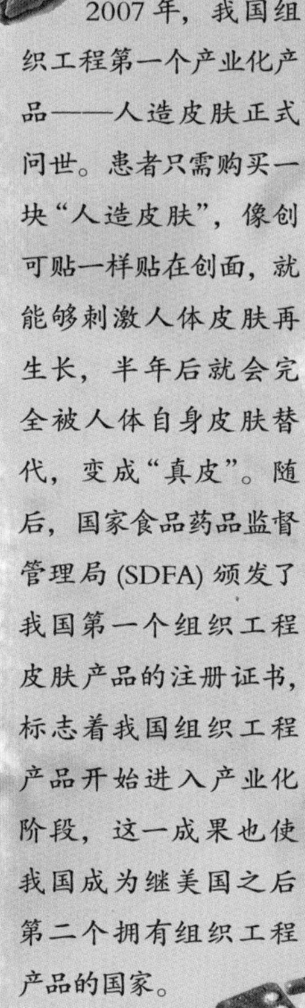

2007年，我国组织工程第一个产业化产品——人造皮肤正式问世。患者只需购买一块“人造皮肤”，像创可贴一样贴在创面，就能够刺激人体皮肤再生长，半年后就会完全被人体自身皮肤替代，变成“真皮”。随后，国家食品药品监督管理局(SDFA)颁发了我国第一个组织工程皮肤产品的注册证书，标志着我国组织工程产品开始进入产业化阶段，这一成果也使我国成为继美国之后第二个拥有组织工程产品的国家。

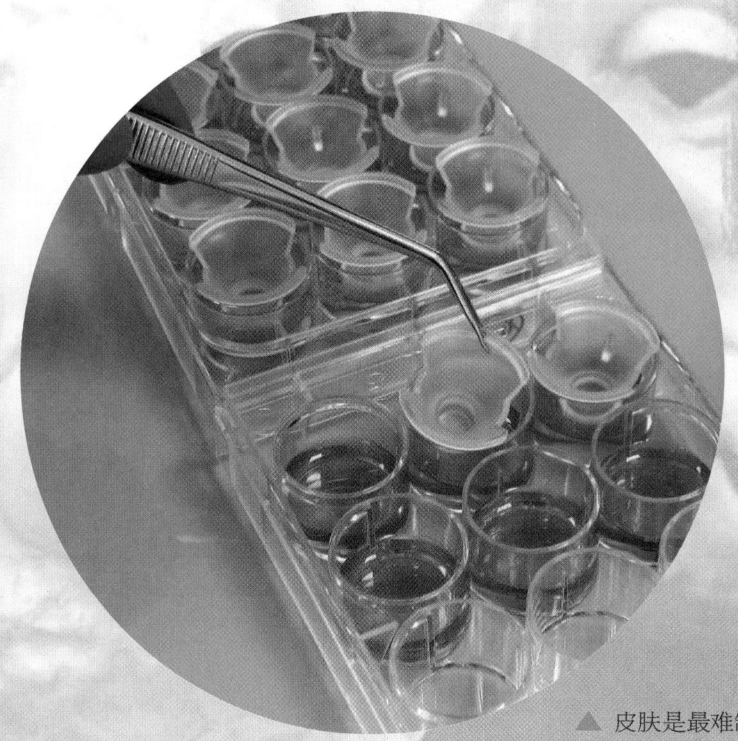

▲ 皮肤是最难制造的人体器官

1997年3月，世界上第一个组织工程产品——“组织工程皮肤”由美国食品药品监督管理局（FDA）批准上市，它是由新生儿的包皮细胞与胶原支架材料复合培育而成，与正常人的皮肤极为相似，移植到患者皮肤缺损处，较好地修复了皮肤创面；在一定程度上改善了传统治疗措施的不足，显示了良好的应用前景。

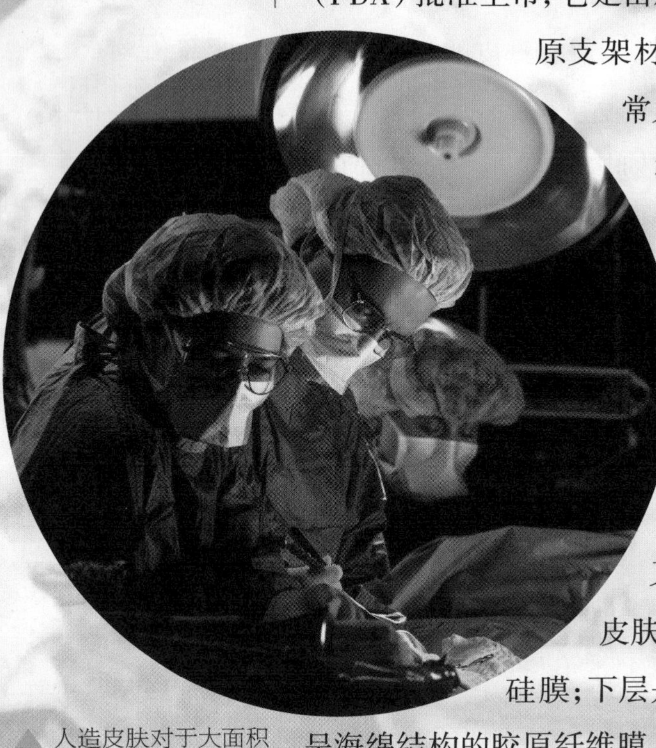

人造皮肤对于大面积烧伤患者是一个福音

最近，美国科学家又试制成了一种混合型皮肤，由两层膜组成：上层是硅膜；下层是含有氨基葡萄糖聚糖呈海绵结构的胶原纤维膜。需要植入这种皮肤时，首先要注入腺纤维芽细胞，再把人造皮肤贴在患处，胶原纤维层便会更换靠自身原有的细胞生成的表皮和真皮，这时硅膜会自然脱落。可以说，这是一种比较理想的人造皮肤。

随着医学的发展，人造皮肤也变得越来越先进，越来越与人体亲密无间了。

第四篇
向极限挑战
——高科技与生命延续

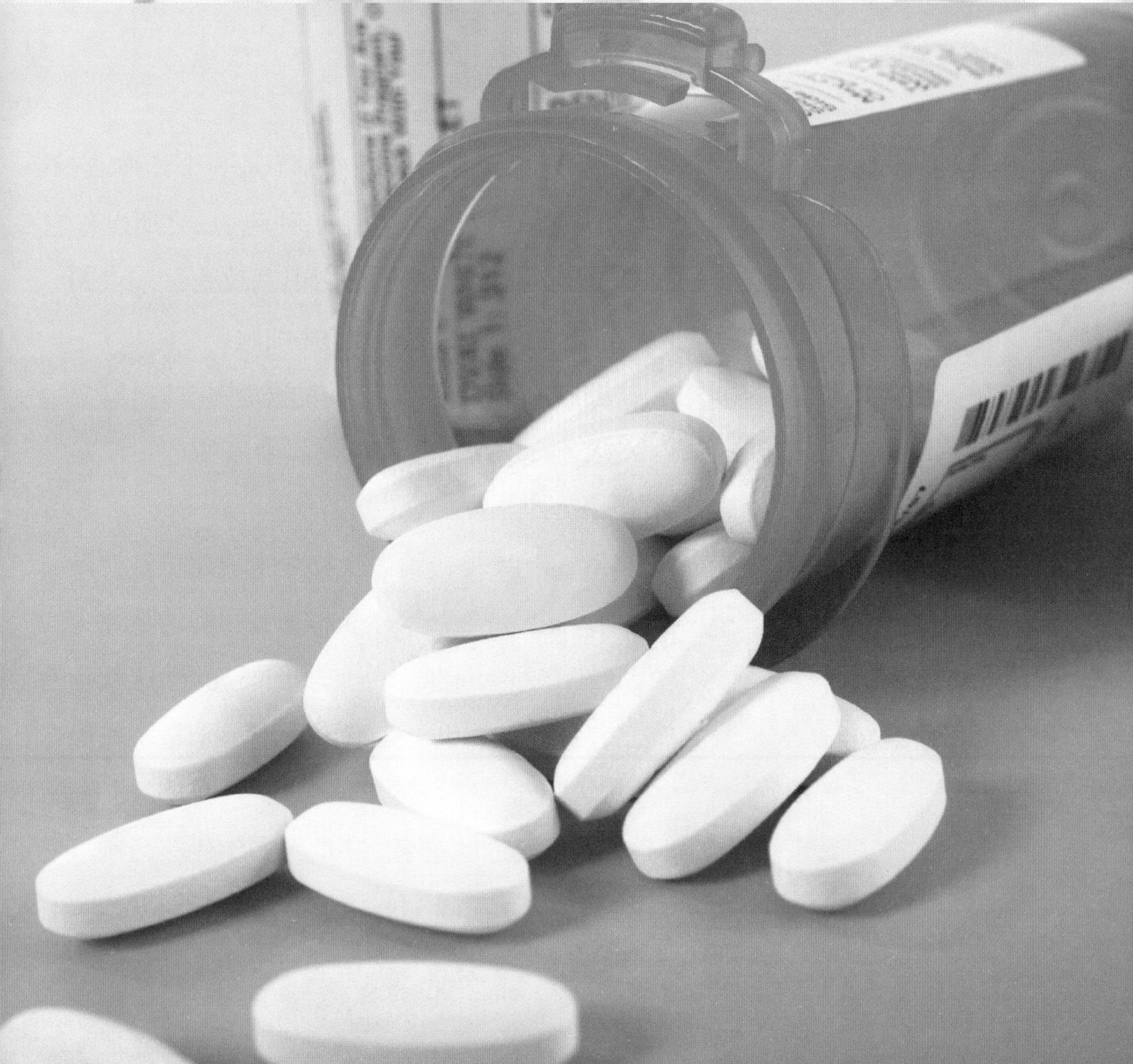

治癌魔弹

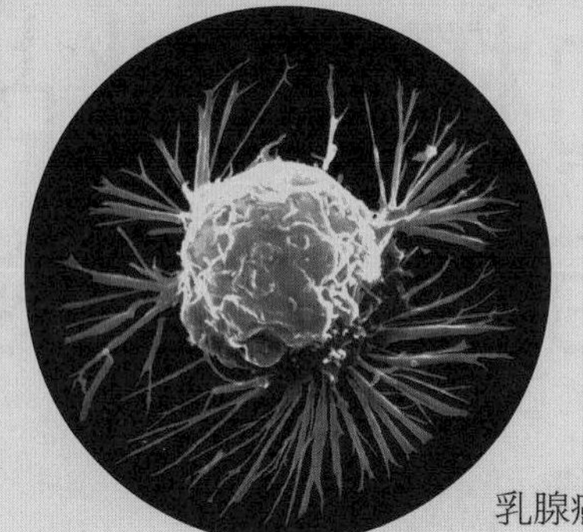
乳腺癌癌细胞

癌症是人类的一个大敌，攻克癌症是无数人的梦想，但是，这个敌人非常强大，人们正在发明魔力无穷的治癌魔弹来最终战胜它。

常规化疗、放疗以及手术是目前常用的治疗癌症的三大方法，不过，三者都不完善，且对人体造成较大的伤害。

我们这里要说的治癌魔弹不是一个炸弹，它不需要用炸药和导火线，它是一种药物，之所以称它为魔弹，是因为人们希望它能识别敌我，不伤害健康细胞而直接摧毁癌细胞。这种能识别敌我、对症下药的药物一旦成功，则真可谓“魔弹”——治癌的魔力无穷的炸弹了。

早在90年前，德国微生物学家埃尔里希就提出了利用人体免疫系统产生抗体来找出和消除致病细胞但又不会给人体带来任何损伤的观点，这就是治癌魔弹的雏形。20世纪五六十年代曾有过一些很有希望的实验，但当时获得的“多克隆”抗体的混合物都没有比较可靠的结果。20世纪70年代英国科学家发现了制造“单克隆”抗体的技术后，事情开始有了转机。人们在研制治癌魔弹的道路上取得了阶段性的进展。

人们研制出了第一代以抗体为主剂的治癌药物，这种药物还不是真正意义上的“魔弹”，只能算是“魔法涂料”。它们只能给医生提供比X光或其他

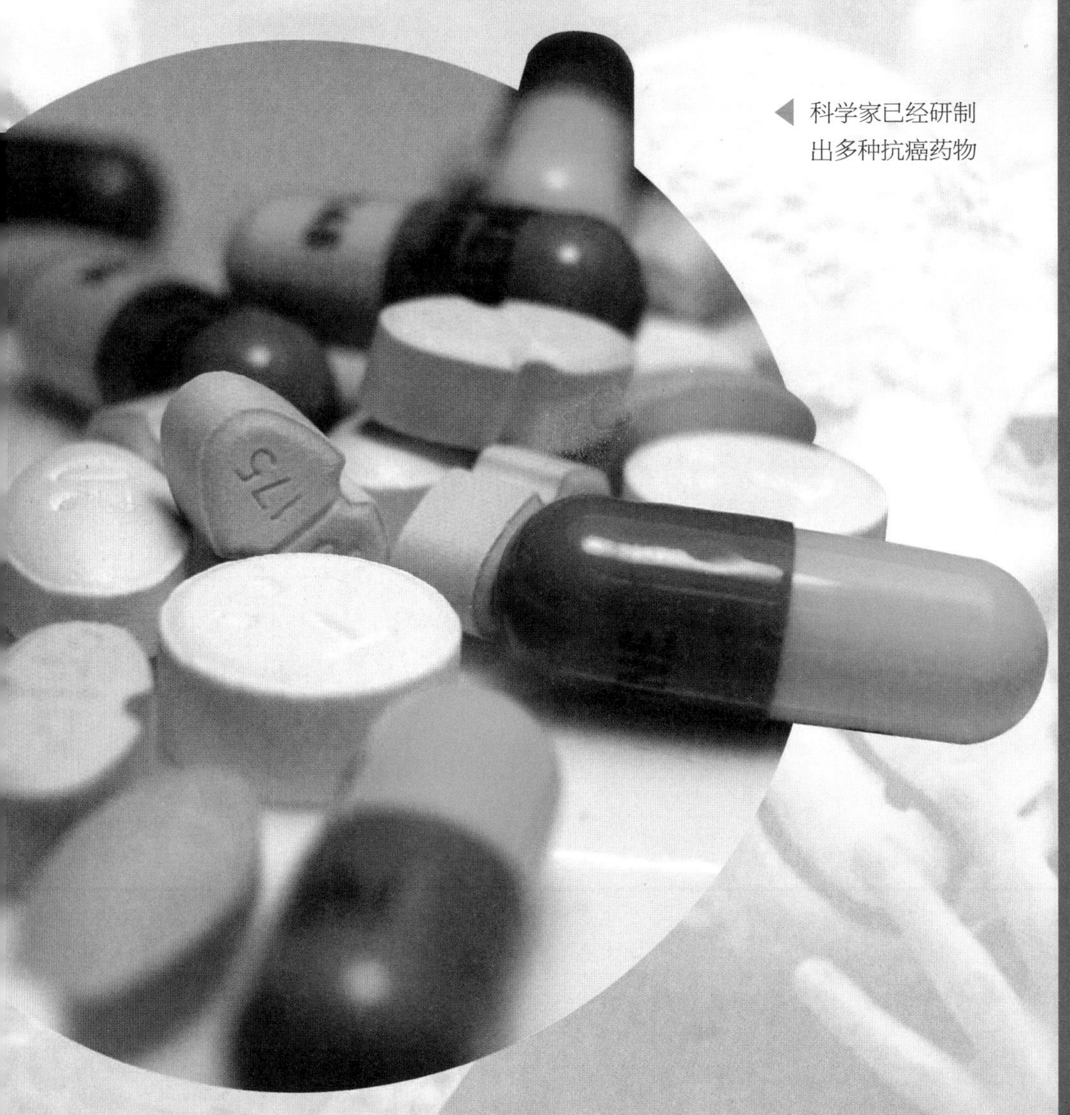

科学家已经研制出多种抗癌药物

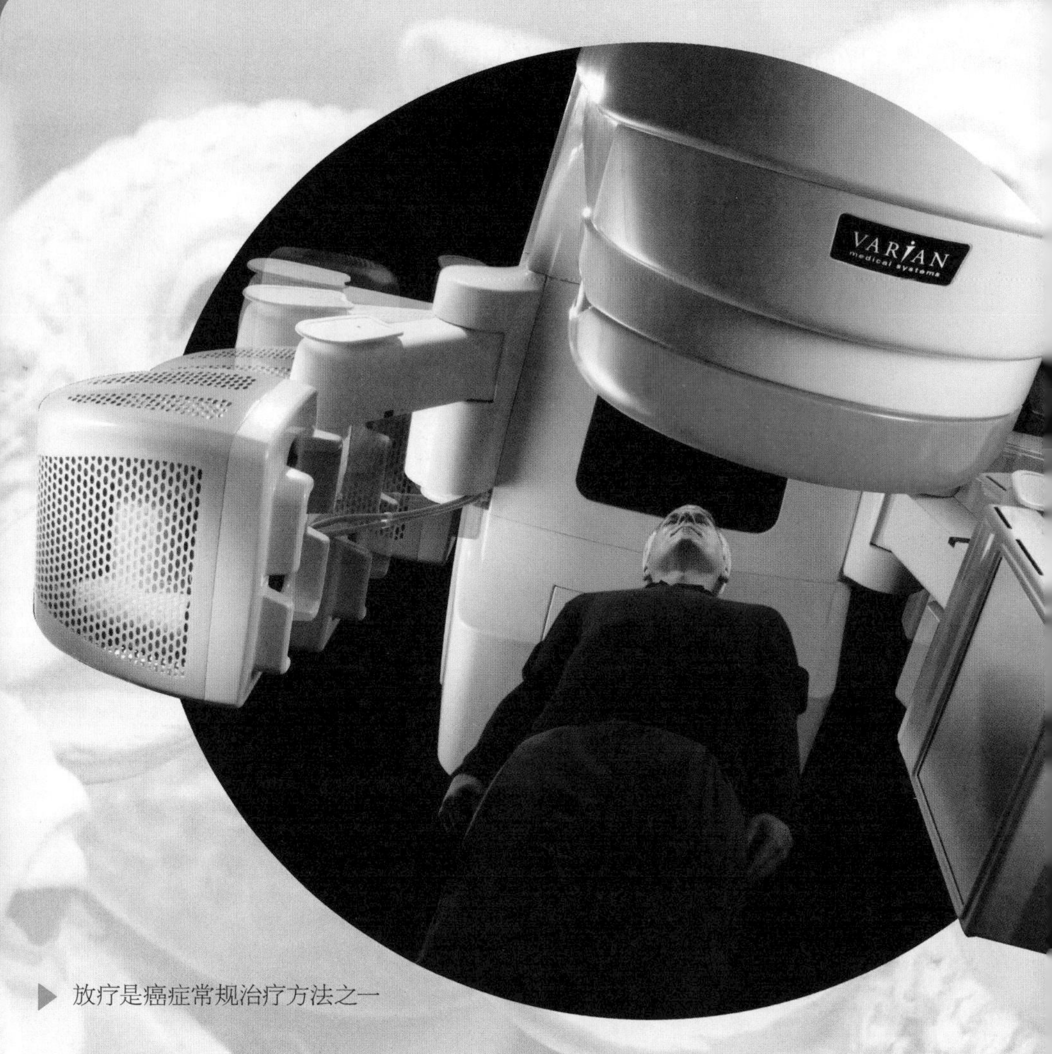

放疗是癌症常规治疗方法之一

传统方法更准确的肿瘤图像，而不能消灭肿瘤细胞。当然，能够达到这一步也是非常值得庆祝的，因为在魔弹研制过程中，一是要发现肿瘤细胞，二是要杀死它们，现在完成了第一个任务，为第二个任务的完成奠定了基础。

那么，这些“魔法涂料”是什么东西呢？它们主要包括一些抗体，与这种抗体对应的抗原只存在于癌细胞的蛋白体中，抗体用放射性同位素标记后，又与癌细胞中的抗原结合。这样就能使医生找到癌细胞，从而有利于采取相应的治疗措施。

许多年来，科学家艰苦寻找一种真正的“治癌魔弹”——一种不伤害健康组织就能摧毁肿瘤细胞的药物，如果它终归存在，最终将被发现。经过多年的发展后，“治癌魔弹”的应用终于取得了巨大的突破。今天约有50种抗癌药在市场上可买到，另有约13种仍未批准普遍使用，但已证明治疗某些肿瘤有效。为了使药物尽早用于治疗，许多国家允许肿瘤医师提前应用某些在治疗中已有确定作用的药品。甚至一些未进行正式零售的新药和一些试验用药在政府特殊的许可下也可以提供给临床试验研究者。而另外一些正在进行临床试验的候选“子弹”，随着试验结果的明确，也可能在几年之内就被商品化和广泛应用。

虽然人们已经取得了一定的成功，但与治疗癌症的目标相比，还有很大的距离。人们还需做许多研究，使更多的药品不仅能发现癌细胞，而且能够杀死它们，真正成为“治癌魔弹”。

治疗癌症必须持之以恒。很多肿瘤经过治疗后消失了，但医生通常要求病人继续治疗一段时间。这是因为目前的检测技术还很难确定直径一厘米以内的病变。因此，过早停止治疗是有很大风险的。

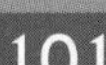

寻找癌症遗传基因

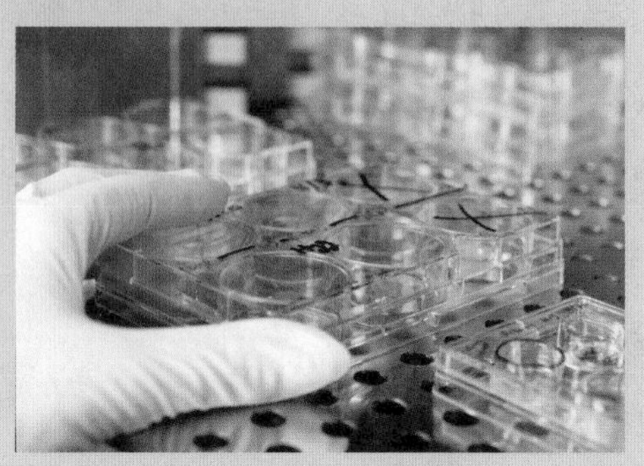
癌症会遗传吗?

对有些人来说，自己得了癌症已是无法挽回的事情了，但自己的子女会不会通过遗传而得上癌症呢？这是人们非常担心的一个问题。

绝大多数癌症不会遗传，但也有约10%~15%的癌症是遗传造成的。在流行病调查中，的确存在关于癌症家族性暴发的记载，拿破仑一家，其父、祖父、3个姐妹和4个兄弟以及拿破仑本人都死于胃癌。

癌症是第一杀手，人一旦被宣布患上了癌症，其生存的希望便大打折扣。更让人沮丧的是，如果癌症会遗传的话，其危害将大大增加。

现在人们还不能肯定地说，一旦父母得了癌症，子女也必定会重走老路。但是，美国的科学家却发现，有些癌症确实存在遗传基因，这是个令人不愉快的新发现。人们宁愿它没有被科学家发现，但事实终归是事实。

根据专家分析，癌症的家族性有两种表现，一是多人患不同的癌症，二是一个家族中存在某种癌聚集现象。癌症的家族性能够说明其具有遗传性，但并不代表所有后代都会被遗传。多数癌症是遗传与环境因素相互作用的结果。以下四种恶性肿瘤具有明显的遗传倾向：

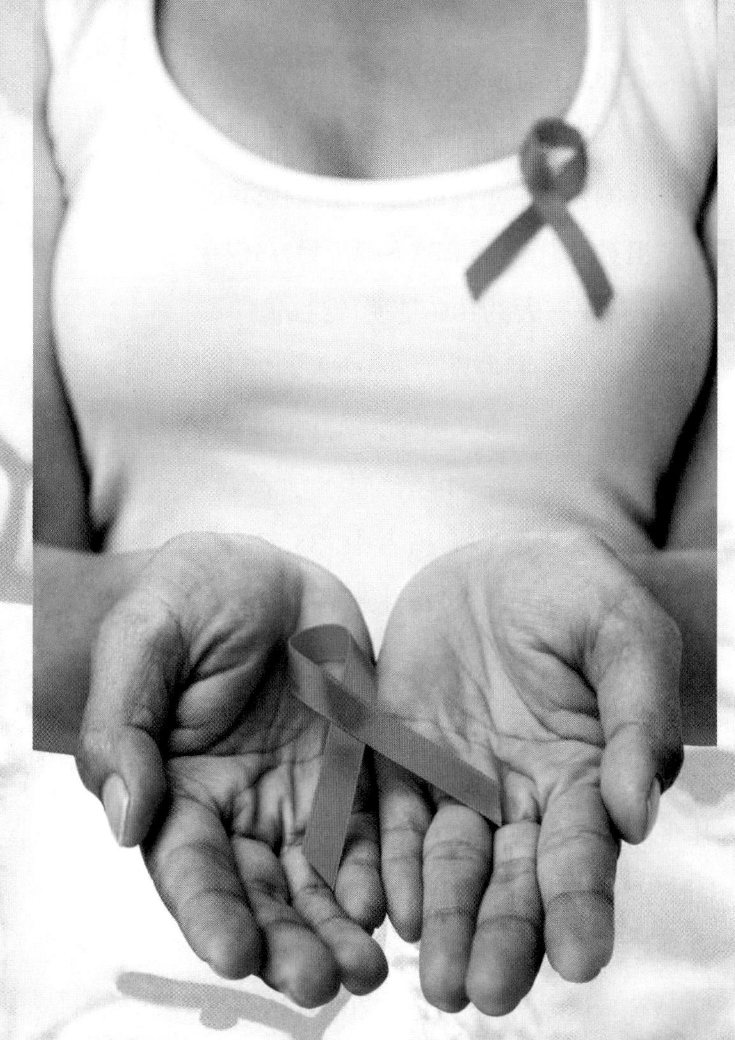

粉红丝带——全球乳腺癌防治运动标志

结肠癌。有一种称为家族性腺瘤性息肉的疾病，很容易发展成肠癌。据观察，在家庭中如果父母患有因上述疾病导致的结肠癌，其子女患上同类癌症的可能性高达50%。

乳腺癌。家族中如有母亲或姐妹曾患有乳腺癌，其后代女性乳腺癌的发病机会比一般女性高3倍。因此，乳腺癌的发病因素除了年龄、饮食、肥胖等因素外，还与遗传因素密切相关。

视网膜母细胞瘤。好发于儿童，大约1/3的患者双侧发生，而且都是显性遗传，就是说一家祖孙几代中都有这种病。另2/3仅单侧发生，其中有大约10%是遗传性的。

肺癌。有报告显示，一个人的近亲中有患肺癌的，而他又吸烟，则其患肺癌的风险比一般人要高14倍。日本学者调查证明，肺鳞状细胞癌患者中，35.8%有家族史；肺泡细胞癌的女性患者中，有家族史的高达58.3%。

美国两个科研专家组——约翰·霍普金斯大学及波士顿丹纳伯癌症研究所的科学家，几乎同时公布了他们的新发现——引起结肠癌的基因。这一基因控制着细胞的发育状况，一旦该基因出现缺陷，正常细胞就会疯狂地增长，最后变为恶性肿瘤。这种基因与近1/7的结肠直肠癌病例有联系，所以科学家认为它是一种导致癌变的人体遗传基因，能够由上一代向下一代传递。以前，患有结肠癌或直肠癌的家庭常常会这样问医生："我们的孩子会得这种病吗？"对此医生无法作出回答，他们只能求助于结肠镜检查，这是一种既痛苦又昂贵的检查。而现在的新技术则能改变这一切。新的检查方法是通过验血可以对直肠癌患者进行诊断。科学家

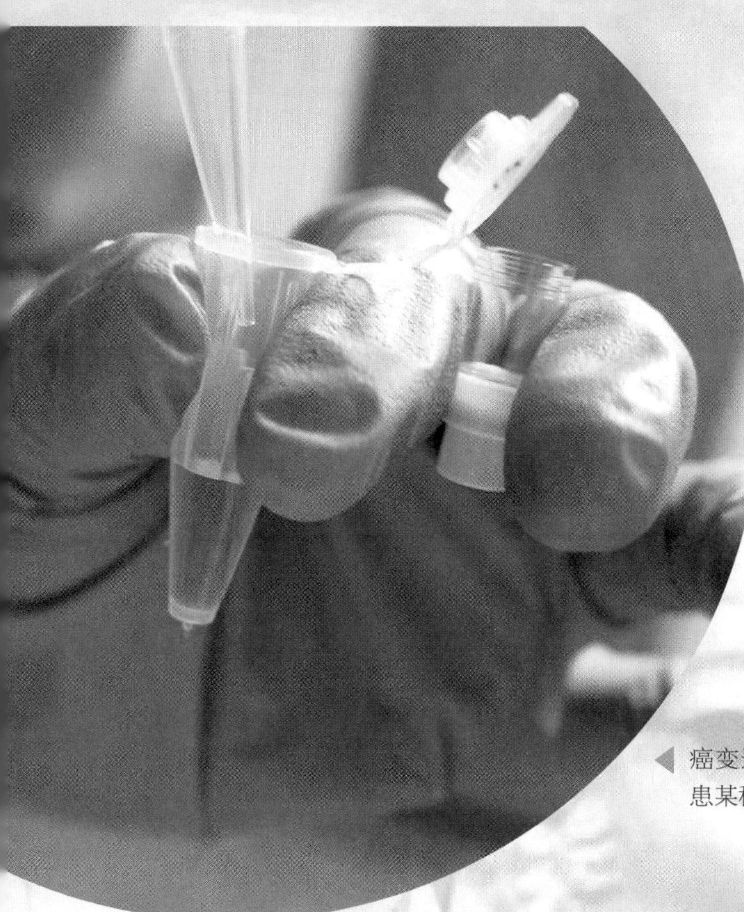

科学家们估计，在美国约有1/200的人带有结肠癌癌变遗传基因，他们得结肠癌的可能性高达70%～90%，同时还可能得其他类型的癌症。

癌变遗传基因会增加患某种癌症的几率

在血液试验时发现，家庭有直肠癌病史的人体内存在这种癌变遗传基因，而带有这种遗传基因的人多会患上某种癌症。

利用这种新的诊断技术可以挽救一部分人的生命，因为只要及早作出诊断，趁癌细胞还没有转移、扩散，90%的直肠癌可以通过手术治愈。对于没有这种遗传基因的家族成员，如果做一下检查的话就更可以放心了。

光动力学疗法：攻克癌症的新武器

现代人是谈癌色变，科学家千方百计地努力着，希望早日找到战胜癌症恶魔的好方法。现在，人们又找到了一种叫做“光动力学疗法”的办法来对付癌症，这种疗法现已开始在临床上使用，而且取得了一定的疗效。

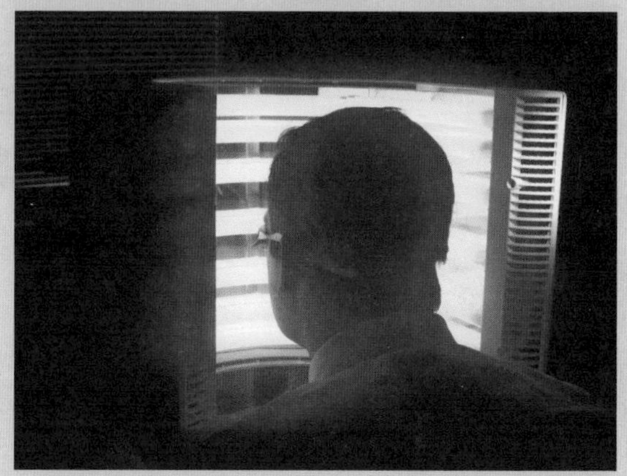

采用光动力学疗法治疗皮肤癌

早在4000年前的古埃及时代，人们就发现植物中的补骨脂灵口服后会积聚在皮肤中。患皮肤白斑病的人口服补骨脂灵后，再用日光照射，白斑消失。

光动力学疗法是一微创性治疗手段。1903年有人将从患者身上取下的癌变组织，涂上一种叫伊红的色素，再用光线照射，结果癌细胞死亡。血液是红色的，是因为它有一种叫做血红素的卟啉类大分子。20世纪60年代初，就有人用血卟啉作原料制造出了称为血卟啉衍生物的药物，当人体静脉注射后，可被癌组织选择吸收，并可滞留较长时间。当用汞灯等紫外线照射时，癌细胞便会发生红色荧光，而正常组织或良性肿瘤荧光很微弱或无荧光。用这种药物诊断癌症，准确率较高。1976年临床上应用血叶啉衍生物治疗膀胱癌获得成功，由此开创了光动力学疗法治疗癌症的历史。

癌症的确诊是治疗的第一步，这是诊治癌症的基础性工作。近年来由于激光和光纤技术的发展，不仅提高了对浅表癌症的诊断率，而且还可以应用激光纤维光导内窥镜诊断更小的深部肿瘤。

确诊为癌症后，就可以对症下药了。先给患者注射一种特殊药物，24小时后改用红光照射恶性肿瘤组织，在氧存在的情况下，滞留在该处的血叶啉衍生物受光激发出一种单态氧，不过这种单态氧犹如昙

▼ 导光技术能够进入人体内部照射癌细胞

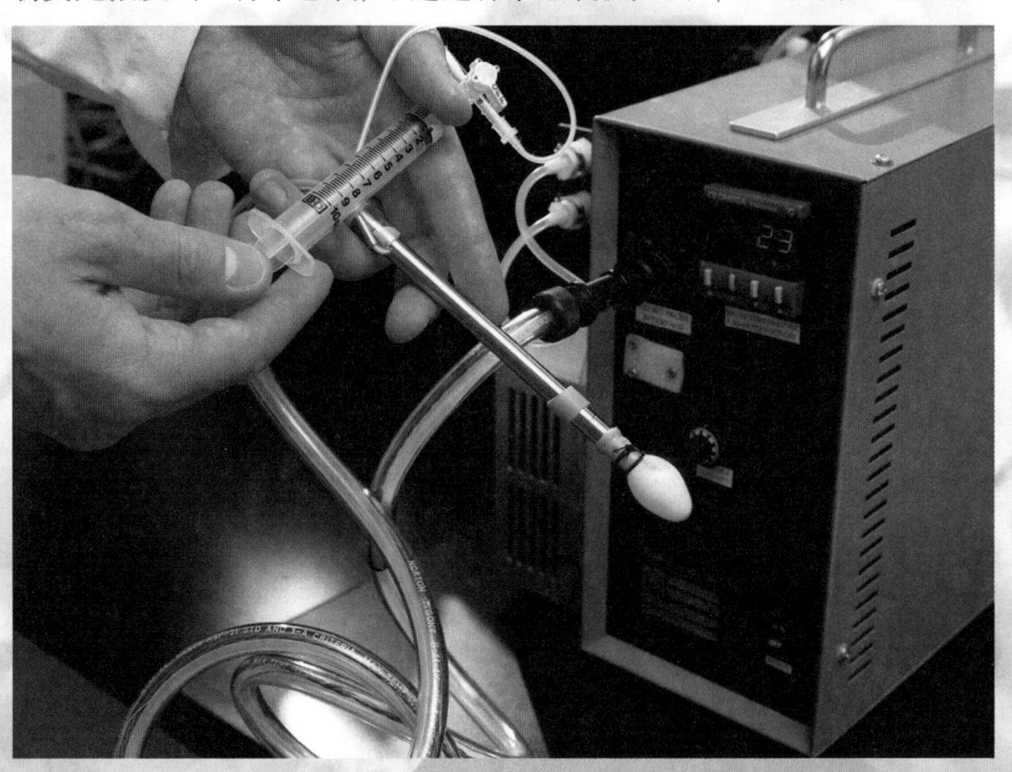

花一现，存在时间仅为万分之一秒。它是一种有很高的细胞毒作用的高能氧，可以立即破坏癌细胞，使肿瘤坏死。这个过程就是光动力学疗法，使用的特殊药物就叫光敏药。

近年来由于广泛应用了激光和操作灵活的导光技术，疗效进一步提高。某些肿瘤可脱落治愈，治疗的种类也从浅表皮肤癌、黑色瘤等扩大到宫颈、支气管、食管、胃、肠、肺等十余种肿瘤，还可以通过针头将与激光器联接的光导纤维系统导入肝瘤内进行照射。

光动力学治疗，作为一种具有深厚科学基础的疗法，对某些癌症的治疗效果不亚于手术、化疗或放疗；对某些早期癌症，可达到治愈目的。它具有以下优点：①主要破坏癌细胞，不损伤正常细胞；② 光敏剂无毒性，安全，不会抑制人的免疫功能，也不会抑制骨髓而引起白细胞、红细胞和血小板减少；③与手术、放疗和化疗有相辅相成作用，可同时应用；④ 可作多疗程，不会产生耐药性；⑤ 治疗时间短，一般48~72小时后即可出现疗效。

光动力学疗法也有副作用，患者用强光照射的皮肤会出现红疹等光敏反应。不管如何与其他抗癌药物相比，这种方法还是较简便、疗效高、副作用较小，因此世界各国都已开始使用。

迄今全世界已有数万例患者接受光动力学疗法治疗，治疗的癌症多达数十种，包括食管癌、肺癌、脑瘤、头颈部癌症、眼肿瘤、咽癌、胸壁肿瘤、乳腺癌、胸膜间皮瘤、腹腔肉瘤、膀胱癌、妇科肿瘤、直肠癌、皮肤癌等。

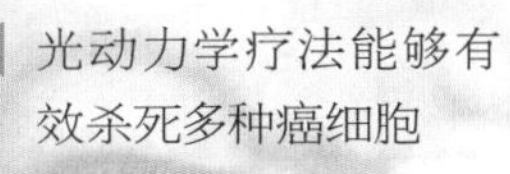
光动力学疗法能够有效杀死多种癌细胞

用砒霜治癌

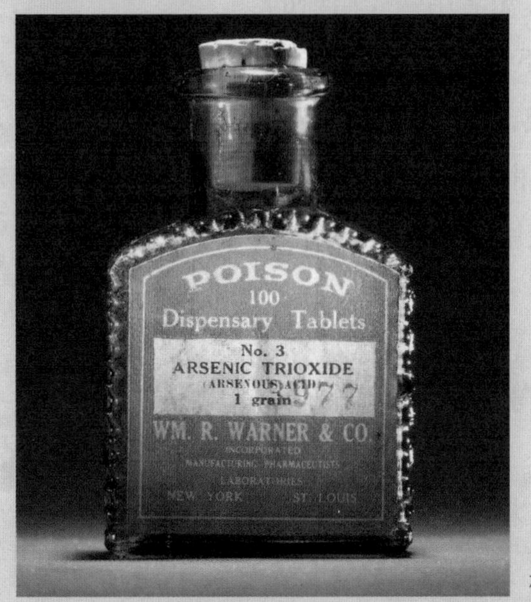

砒霜有剧毒，但可用于治疗癌症

科研人员已经发现砒霜可以治疗癌症，这就是"以毒攻毒"法，这可是我国医学专家的一大发明。

至少在2000多年以前，无论中国还是西方部分国家，都已开始用砒霜入药治病。在中国的甲骨文中，就有用砒霜给人治病的有关记录，而古希腊曾把砒霜作为强壮剂及造血剂，并称妇女每天少量食用后可使皮肤变白

砒霜，三氧化二砷的俗称，是一种白色固体，有剧毒，几毫克的剂量就可毒死人。大家一提到砒霜，首先想到的可能就是毒药。的确，在古典小说中，描写了许多用砒霜谋财害命的故事，使得人们谈到砒霜就害怕，唯恐自己不慎也误食了这种剧毒物。那么，这种剧毒物除了害人之外就没有其他用途了吗？

其实，中国传统医学早已把砒霜纳入了药物之列，在古代就已经有了用砒霜口服或外用治疗恶疾的先例，比如治疗牛皮癣、风湿病之类顽症。但由

于砒霜的毒性实在太大了，剂量掌握不好，用药稍一过量就会在治病的同时引起副作用，严重时就会致人死亡，因此实际应用得并不多。

20世纪70年代，我国发明了砒霜治疗白血病的办法，并取得了良好疗效，国际上也对此进行了认定。急性早幼粒细胞型白血病是已知白血病中最凶险的一类，正是这种来势凶猛、病程短促、死亡率极高的疾病，被传统剧毒中药所“降伏”。1972年，哈尔滨医科大学率先从中医验方中发现了三氧化二砷对此类白血病的疗效。受此启发，科研人员又进行了3年多的大量实验研究，首次证明了砒霜

▼ 含有砒霜的注射液在临床试用中疗效显著

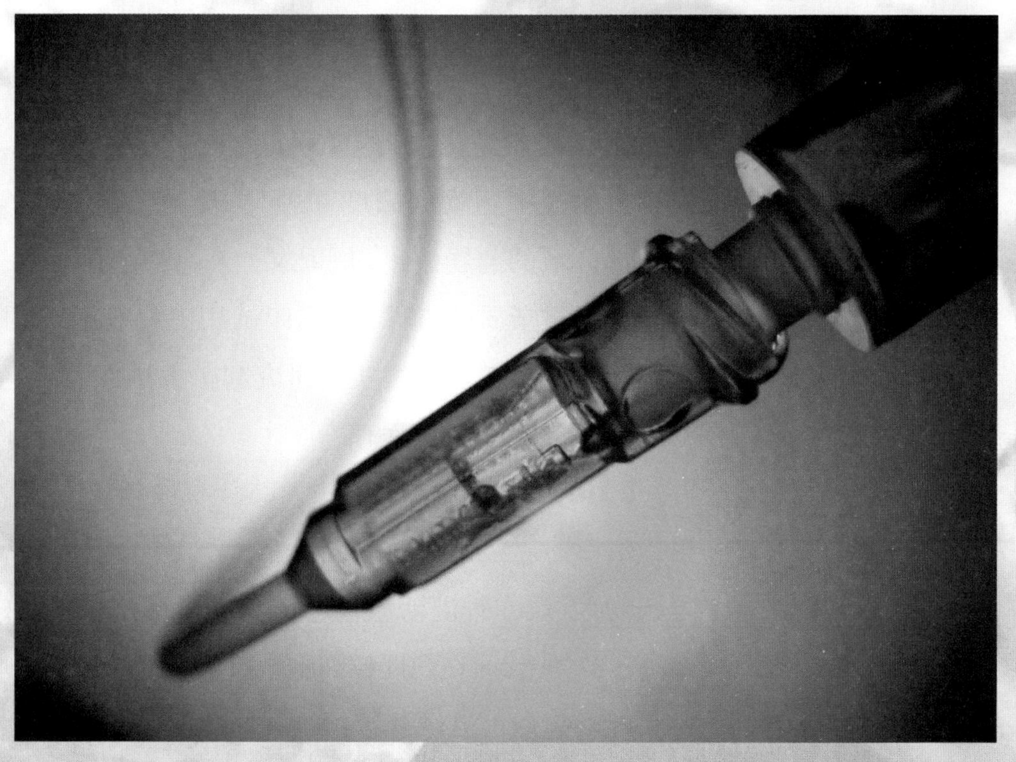

及其制剂有选择性抗肿瘤作用，也就是说，砒霜只对付肝癌细胞，促使癌细胞结束生命活动，而不会伤及正常细胞。20世纪90年代中期，上海第二医科大学附属瑞金医院陈竺、陈赛娟、陈国强、王振义等研究人员，从细胞和分子生物学的角度阐明了其作用机制，并在国际权威的《血液》杂志上发表一系列论文。此项发现被认为“在国际血液学上掀起了一场新的革命”。

我国是肝癌发生率较高的国家之一。从20世纪90年代以来，肝癌已经成了我国第二大癌症杀手，每年肝癌患者达到15万，而死亡人数则高达13万。目前大多数抗癌药物对中晚期肝癌均无明显效果，疗效不尽如人意。现在将砒霜精制纯化，制成注射液，提高了血液中药物的浓度和肿瘤局部区域的药物浓度，同时又减少了砒霜杂质的毒性，在临床试用中疗效显著。目前，专家们正继续实验研究和扩大试用范围，力争早日用于临床医疗。

2010年3月，香港大学医学院公布最新研究成果，该医学院专家成功把口服三氧化二砷研发成处方药物，并已在香港治愈超过100名血癌病人，成功率高达98%。目前在急性粒细胞型白血病的治疗中，口服砒霜制剂可提供持续治疗并减轻患者病情，初

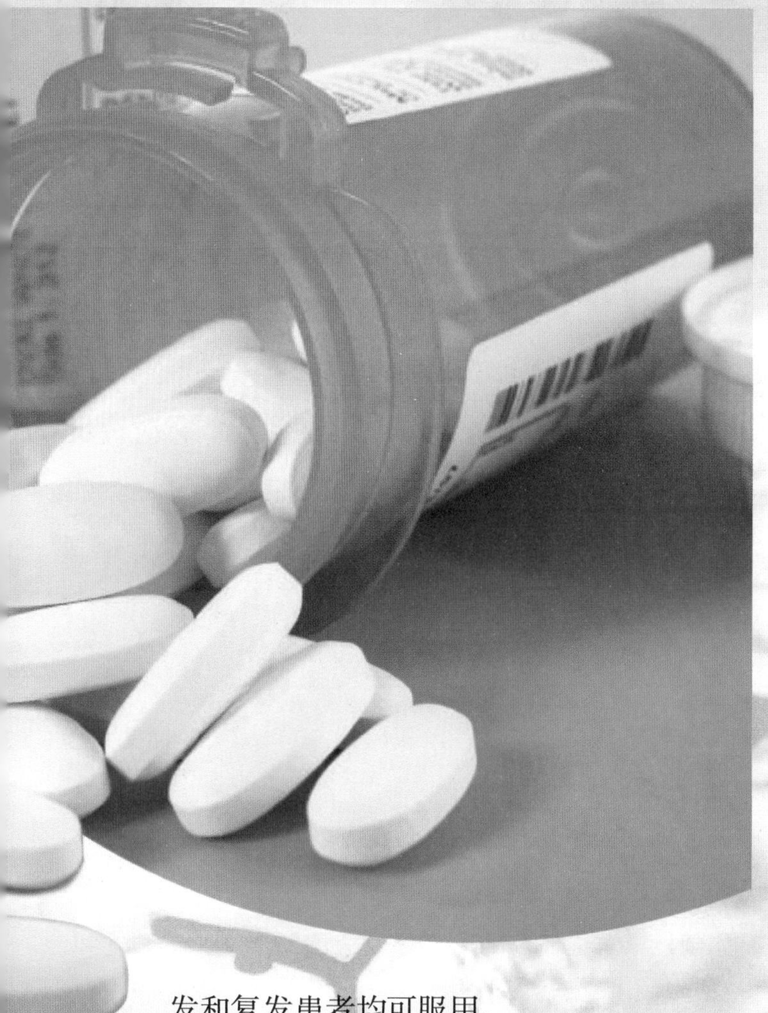

香港已经将口服三氧化二砷研发成处方药物

发和复发患者均可服用。

砒霜毕竟是一种毒物，患者绝不可自行使用，否则可能会出现中毒死亡。用于肝癌治疗的也只是砒霜制剂，而非砒霜本身。所以，利用砒霜治疗肝癌只能在专门医生的指导下进行，不可擅自使用。

高科技的发展已经把砒霜变成有利于人类的药物，高科技的威力真是无穷呀!

香港大学医学院宣布的研究成果表明，研究人员发现，在砒霜中加入化学物质，可以解除适当分量砒霜的潜在毒性，尤其是对心脏的副作用大大降低。

X刀和γ刀能治鼻咽癌吗?

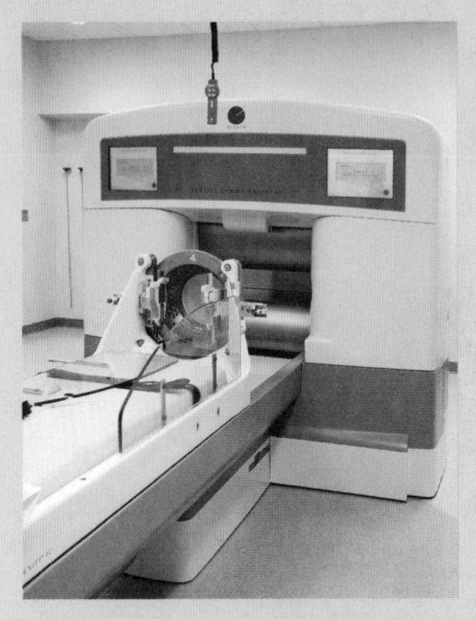
γ刀治疗系统

任何事物都不是尽善尽美的，都有它的局限性和缺点，γ刀和X刀等也不例外，不能盲目地迷信它们治疗癌症的功效。

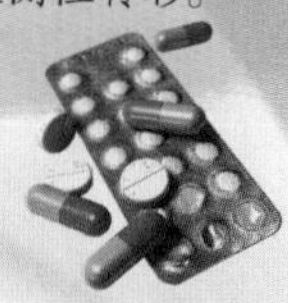

鼻咽癌容易发生颈部淋巴结，转移约为60.3%～86.1%，其中半数为双侧性转移。

癌症这个顽疾一直是医学界面临的难题。现在，科研人员发明了X刀、γ刀、中子刀等一系列先进的仪器来与癌症作斗争，实践也证明了，这些先进的仪器在对付癌症上是有较好的疗效的，取得了不小的成绩，也挽救了很多人的生命。但是要知道，并非所有的癌症都可以用γ刀等来治疗，比如，鼻咽癌就是一个例外。

鼻咽癌是指发生于鼻咽黏膜的恶性肿瘤。中国的广东、广西、福建、湖南等地为多发区，男多于女。发病年龄大多为中年人，亦有青少年患病者。鼻咽癌有“广东瘤”之称，这是一个特殊的病名。要知道，在众多的恶性肿瘤中，单独挑出来以地名作称谓的，鼻咽癌恐怕是史无前例的第一种。为什么呢?据世界卫生组织的统计，全世界鼻咽癌中，大

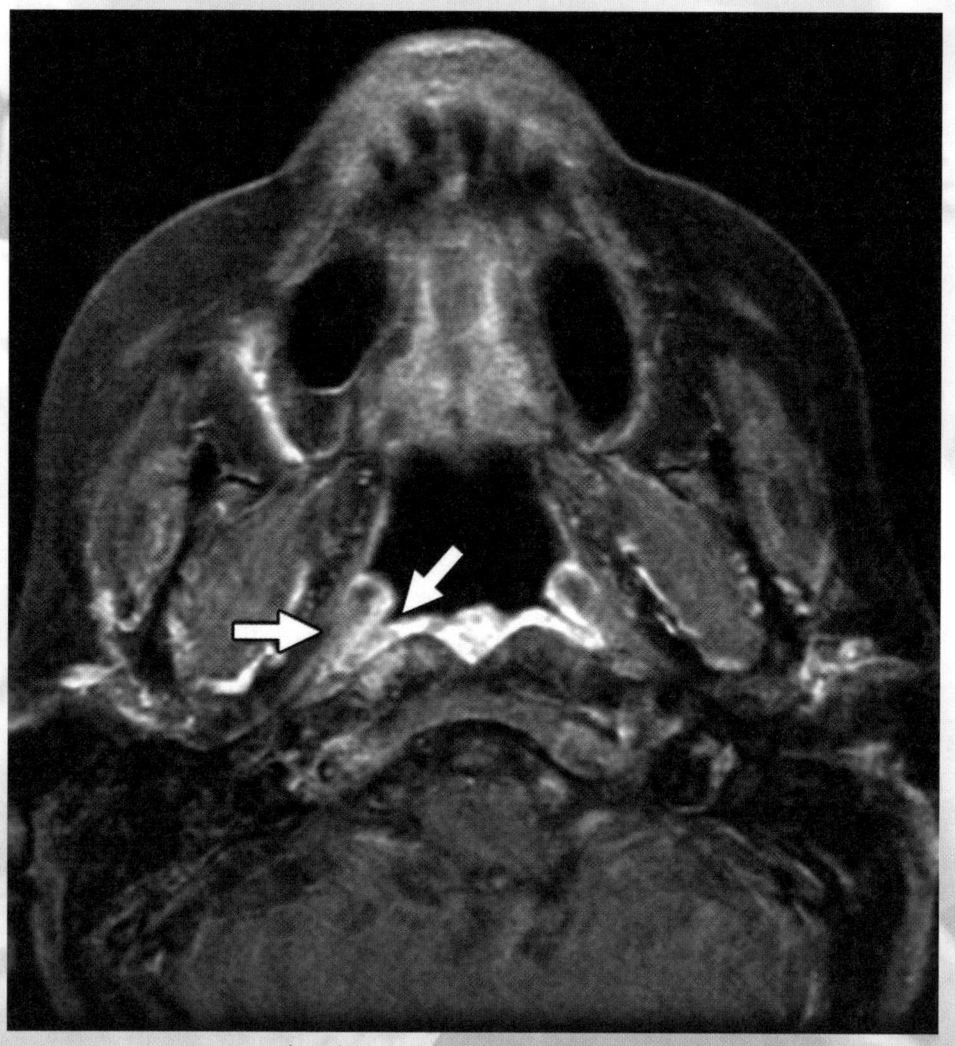

▲ 鼻咽癌是指发生于鼻咽黏膜的恶性肿瘤

约有80%发生在中国，而中国的鼻咽癌又主要发生在广东。据专家估计，广东省现在每年新增鼻咽癌患者5000例左右。如此集中的发病率确实引起了医学界的注意，所以他们把这种癌症干脆叫做“广东瘤”了。

鼻咽癌生长在鼻腔后方的鼻咽部，其位置较隐蔽，早期常无明显症状，容易被忽视。大部分患者是因发现颈部肿块或其他转移症状后才被确诊，从而失去治疗的最佳时机。颈部淋巴结转移常为鼻咽癌的首发症状，有少数病人鼻咽部检查不能发现原发病灶，而颈部淋巴结转移是唯一的临床表现，这可能与鼻咽癌原发灶很小并向黏膜下层组织内扩展有关。

美国科学促进协会的与会者在一次会议期间明确提出，咸鱼和鼻咽癌有很大关系。中国香港生物化学家从咸鱼里分离出亚硝胺成分。而据现代科学研究，亚硝胺已被证明是严重的致癌物，烂咸鱼中的致癌物亚硝胺是在用盐腌制晒干的过程以前或这一过程中产生的。如果常吃这种烂咸鱼，就会增加患鼻咽癌及其他癌症概率。

那么，是什么原因引起广东省鼻咽癌患者的高发生率呢？这种病的致病因素到现在都没有完全弄清楚，一般认为，与环境、遗传和病毒感染等多种因素有关。有人针对广东鼻咽癌发病率高的现象，提出了一个假说，认为鼻咽癌与吃咸鱼有关，但这种说法尚未得到医学界的一致认同。不过，专家还是认为，咸鱼是致病的一个危险因素。据科学分析，烂咸鱼是一种直接引起癌症的食品，尤其容易导致鼻咽癌。

这么多的鼻咽癌患者该如何来治疗呢？能不能

用X刀和γ刀来对付呢？专家们已达成了共识，治疗鼻咽癌并不适合用X刀和γ刀，虽然这两种治疗手段都是非常先进的。原来，鼻咽癌的体积比较大，而且常常伴随着扩散转移，这对于放射直径比较小的X刀和γ刀来说，是无能为力的。

那么，既然先进的X刀和γ刀不能用于鼻咽癌的治疗，我们应该以什么方式来对付它们呢？专家认为，目前最有效的治疗办法是放疗结合化疗。而且，专家还强调，提高鼻咽癌病人生存率的关键是要尽早发现，尽早治疗。

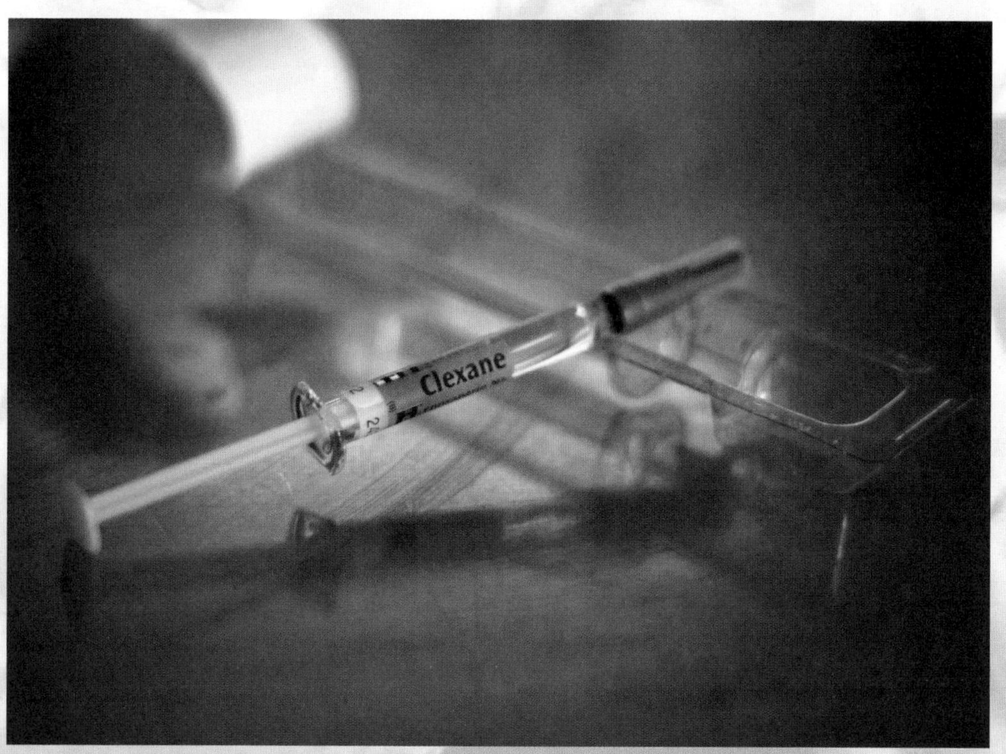

▲ 癌症化疗是指采用化学合成药物进行治疗

生物反应调节剂

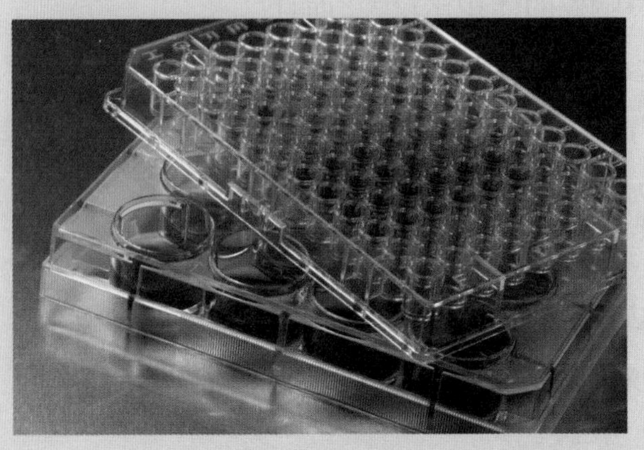
生物反应调节剂的主要作用是恢复并提高机体的免疫功能

人们对付癌症的手段在不断完善，除了手术、放疗、化疗等方法之外，人们又研究出一种叫做生物反应调节剂的治疗模式，有人将它称为治疗癌症的第四大模式。

生物反应调节剂又名生物调节剂，是免疫治疗剂的新术语。

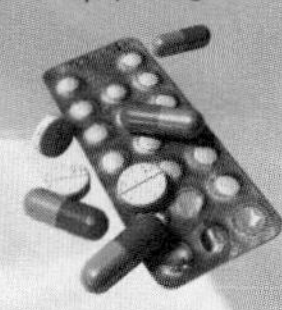

随着医学研究的逐步深入，人们已经知道，肿瘤能逃避宿主的免疫监视作用而发展的一个重要原因就是：肿瘤患者的免疫功能防御系统对肿瘤细胞失去了调控。所以，如何才能恢复并提高机体的免疫功能，就成了肿瘤治疗中一个重要的环节。

一般的治疗中，人们把抗肿瘤药物分为细胞病毒类药和生物反应调节剂两大类。在以前的治疗中，人们主要应用化学抗癌的办法，这虽然可以杀伤肿瘤细胞，但也会对正常细胞造成损害，而且，化学抗癌的副作用大，毒副反应多，患者会觉得恶心，还常常会呕吐，头发也要脱落，给患者带来了很大的痛苦。除此之外，化学抗癌还会破坏白细胞和骨髓细胞，进一步降低了患者的免疫功能，还可能诱发并发症，这是非常危险的。

20世纪80年代，生物反应调节剂应运而生，利用生物治疗提高人体机能，控制肿瘤发生与发展，成为医学界的重点课题。

生物反应调节剂是当今国际上广为关注的全面调节人体生命活动平衡的生物制剂。生物反应调节剂主要有生物工程细胞因子、过继转移免疫细胞、单克隆抗体耦联物和基因重组分子疫苗。其调节作用对象是神经、免疫、内分泌等人体中枢性调节系统，并

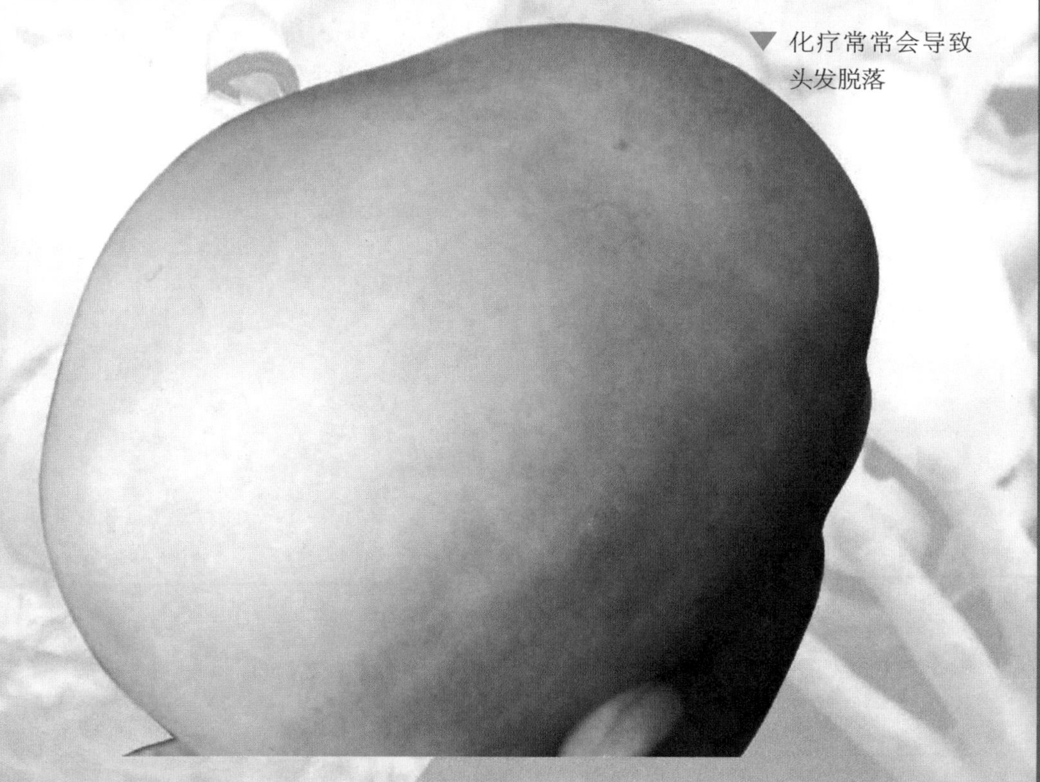

▼化疗常常会导致头发脱落

在一定程度上影响细胞基因的表达。因此，国内外专家将生物反应调节剂作为维持神经（N）、免疫（I）、细胞基因（C）和内分泌（E）这人体四大网络（NICE网络）平衡的有效调节剂。

生物反应调节包括哪些方面呢？主要包括：①直接增强宿主抗肿瘤反应，如细胞因子等；②减少

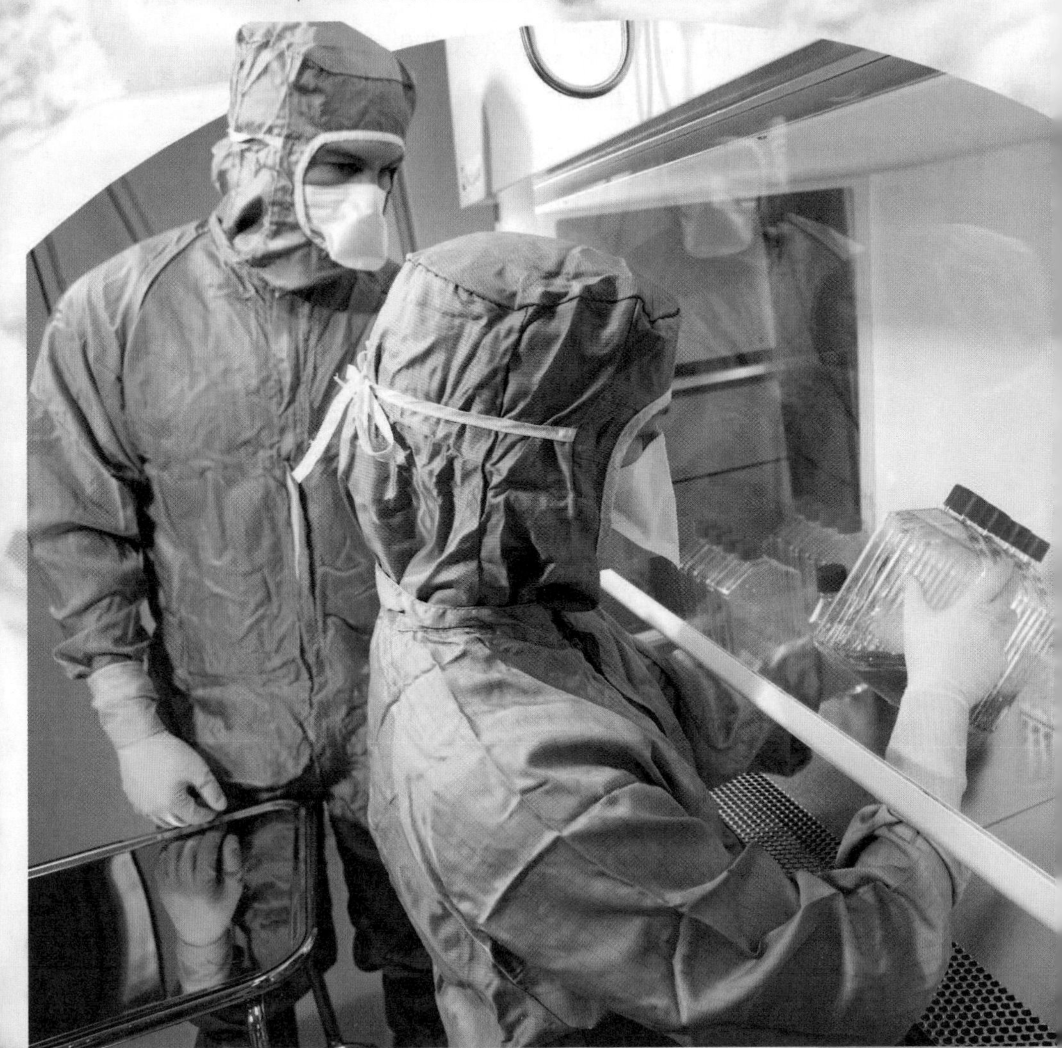

抑制性机制，间接增强宿主抗肿瘤反应；③ 增强宿主对细胞毒性物质的耐受能力；④ 改变肿瘤细胞膜结构增强其免疫原性，或使肿瘤细胞对自身免疫或抗肿瘤药物更敏感；⑤ 预防或逆转细胞转化。生物反应调节剂的种类很多，目前使用较多的有干扰素、肿瘤坏死因子、白介素以及多糖类等。

香菇多糖是一种从香菇中提取的植物多糖，它可以减轻化疗毒副作用，提高细胞免疫功能，改善生活质量，本身副作用极小，给患者带来了福音。

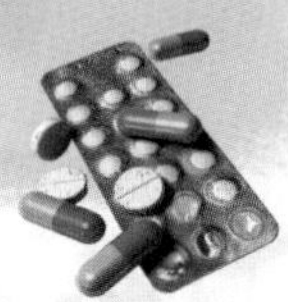

近年来，多糖类物质越来越受到重视。因为它是由天然植物采用高科技提取的，所以除了一般生物反应调节剂的功能外，它不会发生发热、寒战及过敏等副作用，对患者适用性比较广，疗效也很好。这其中，香菇多糖尤受欢迎。植物作为人类的朋友，除了在制造氧气供人呼吸上发挥着重要作用外，还能在人类得病时给人以帮助，减轻人类痛苦，增进人类健康，真是我们人类的好朋友。

尽管目前生物反应调节剂疗法还处于初步的探索阶段，但是给癌症病人带来的希望却是真实的。这些希望被实现之日，也就是癌症被征服之时。

◀ 生物反应调节剂疗法目前还在探索中

人造膀胱，器官培育先驱

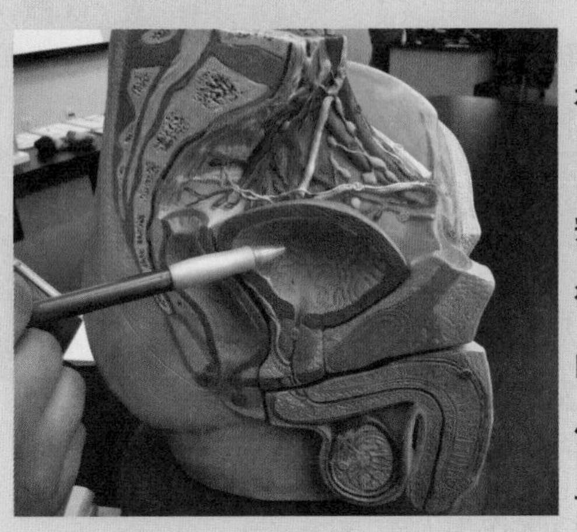
膀胱是人体的重要器官

膀胱是人体的重要器官，它是一个有弹性的液囊，可以储存由肾脏产生的尿液。膀胱一旦因疾病或生理障碍而受损伤的话，很可能会有生命危险。由于捐献的肾脏组织非常宝贵而且处于供不应求的状态，因此，科学家试图用人造膀胱来挽救有膀胱疾病和膀胱缺损者的生命。

传统的膀胱疾病治疗是进行外科手术摘掉已经受损的部分，然后用新的组织取代它，比如，可以用别人捐献的肾组织对它进行修补，使它的功能得到恢复。

最近，美国科学家研制出了一种人造膀胱，可以用来代替患有疾病或生理缺陷的膀胱。这种人造膀胱已经在动物身上成功地进行了移植实验，更令人兴奋的是，这种人造膀胱是在实验室的培养皿中生长出来的，而不是用化学的方法合成的。

那么，培养皿中怎样长出人造膀胱来呢？方法是这样的：首先，从6只小猎犬身上各取下一平方厘米的膀胱组织片。这样做的目的是为将来进行临床治疗时做准备，即使在一个膀胱有问题的病人身上

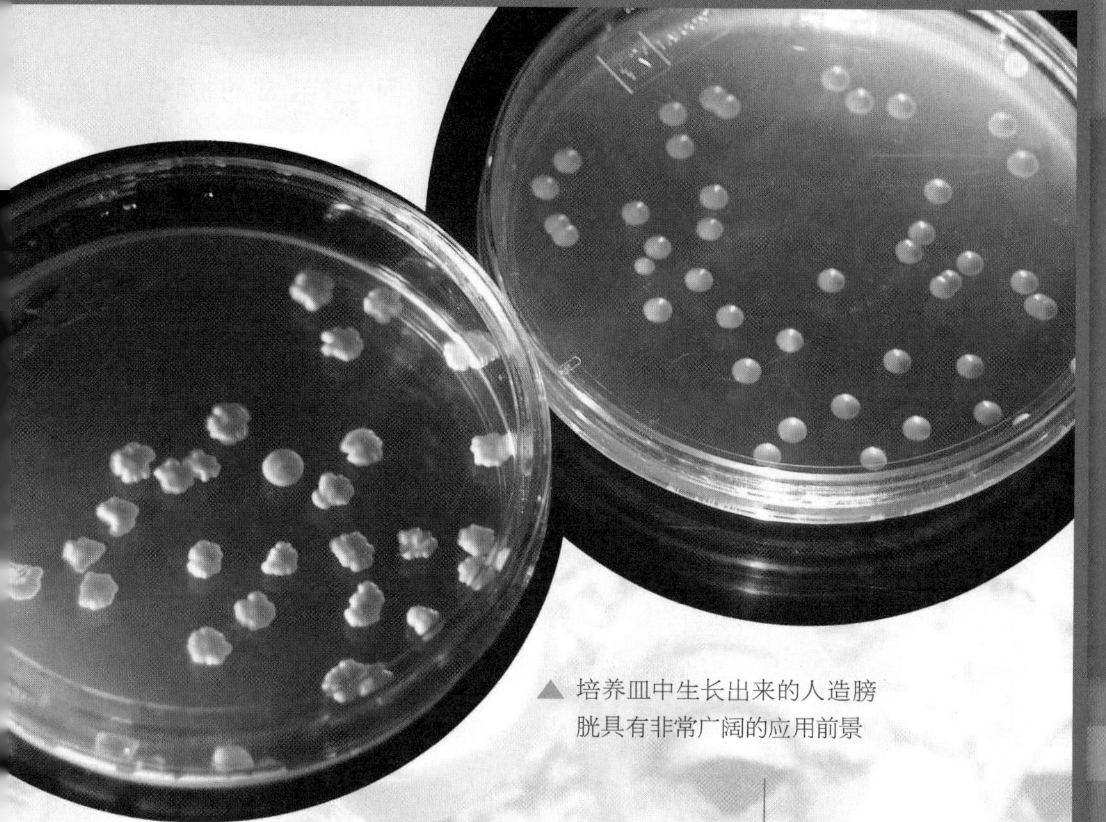

▲ 培养皿中生长出来的人造膀胱具有非常广阔的应用前景

也可以比较容易地得到这么一小块组织。然后，将其中的两种细胞，即肌肉细胞和类似皮肤的皮膜组织细胞分离开，并放在培养皿中培养6个星期。最后，在一个可生物降解的中空薄壁膀胱状的聚合物内侧涂上皮膜细胞，外侧涂上肌肉细胞，再放在培养皿中培养一个星期，于是，一个人造膀胱就培育出来了。

将这种人造膀胱在狗身上进行实验，结果发现，它可以代替狗的原生膀胱，在手术后11个月内其功能相当于原来膀胱的95%，而且具有正常的内压。

这对于狗的健康很重要，因为不正常的膀胱内压会使膀胱和肾脏受损。

2006年，据英国医学杂志《柳叶刀》报道，美国波士顿儿童医院的研究人员在实验室中成功培育出人造膀胱，并顺利移植到7名患者体内。接受移植手术的7名患者年龄在4岁到19岁之间。他们体内控制膀胱的神经系统功能已经紊乱，并对肾脏造成严重压力。这是世界上第一次将实验室培育出的完整器官成功植入患者体内，这为今后其他器官的培育、研究增添了希望，也为成千上万等待器官移植的患者带来了福音。

实际上，早在1999年，美国波士顿儿童医院就进行了第一例人造膀胱器官培育及移植手术。但为了证明这种方法在其他患者身上也能成功，直到最后一名患者接受手术2年后，才公布了这项成果。事实上，接受人造膀胱植入手术的7名患者中，无一人出现不良反应，他们小便失禁状况得到明显改善，其他症状也得到缓解。其中，现年16岁的患者凯特琳·麦克纳马拉5年前接受膀胱移植手术。当时，由于膀胱不能正常发挥作用，她的肾脏已经接近衰竭。如今，因为有了用自己体内细胞培育成的“新膀胱”，麦克纳马拉的肾脏功能逐渐恢复，并且可以不再每天用尿布。

医学界认为人造膀胱的成功培育是一个有意义的突破。参与研究的科学家说，如果研究活动进展顺利，他们还可能将实验室培育范围从膀胱扩展到其他20多种器官。

培养皿中生长出来的人造膀胱具有非常广阔的应用前景。这种方法既减少了病人对捐献者的依赖，还可以大大降低治疗成本，并且其功能也几乎与原生膀胱相同。

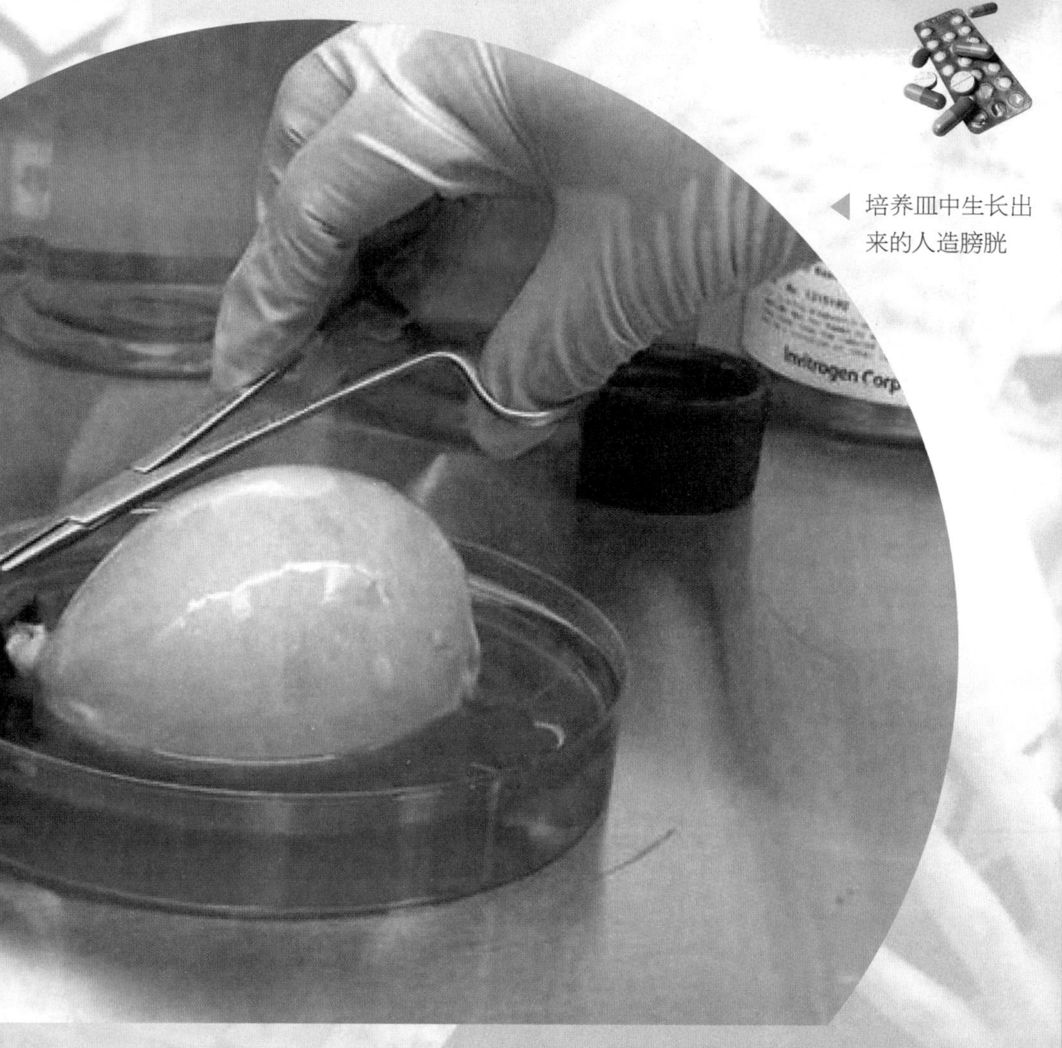

培养皿中生长出来的人造膀胱

人造心脏，拯救生命

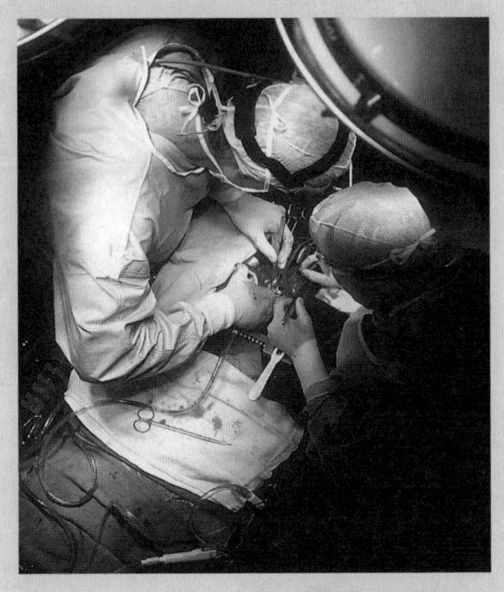

能不能制造人工心脏呢？这个听起来似乎可行的建议在过去没有办法实现，因为人类的技术水平有限，但现在，这已经不再是梦想了。

心脏病患者在接受手术

据统计，美国现有200万到300万的心脏衰竭患者，每年还有40万新确诊的病例。据美国国家心肺及血液研究中心（NHLBI）报道，心脏衰竭每年会导致39000名患者死亡。大多数被诊断患有心脏衰竭的患者有望存活五年，他们通常需要进行心脏移植来延续生命。

心脏病是目前比较常见的疾病，许多心脏病患者由于自身心脏功能的衰竭而面临着生命威胁。如果没法得到别人捐献的心脏的话，他们就只有等待死亡。但是，实际中能用于移植的心脏并不多，因此这些心脏病患者的命运很不乐观。而器官捐献的缺乏是一个全球化的问题。即使患者获得可以移植的心脏，并且手术成功，排异反应也会使患者终身挣扎在抗排异药物的依赖与副作用之中。

能不能制造人工心脏呢？这个听起来似乎可行的建议在过去只是人类美好的梦想，但是现在，历经十多年的努力，美国科学家已经攻克了这个世界难题，研制出了真正的人造心脏。

这种人造心脏由四个部分组成，即由金属钛制成的心脏本体、微型锂电池、计算机控制系统和外接电池组。这四个部分各有什么用途呢？其中，心脏

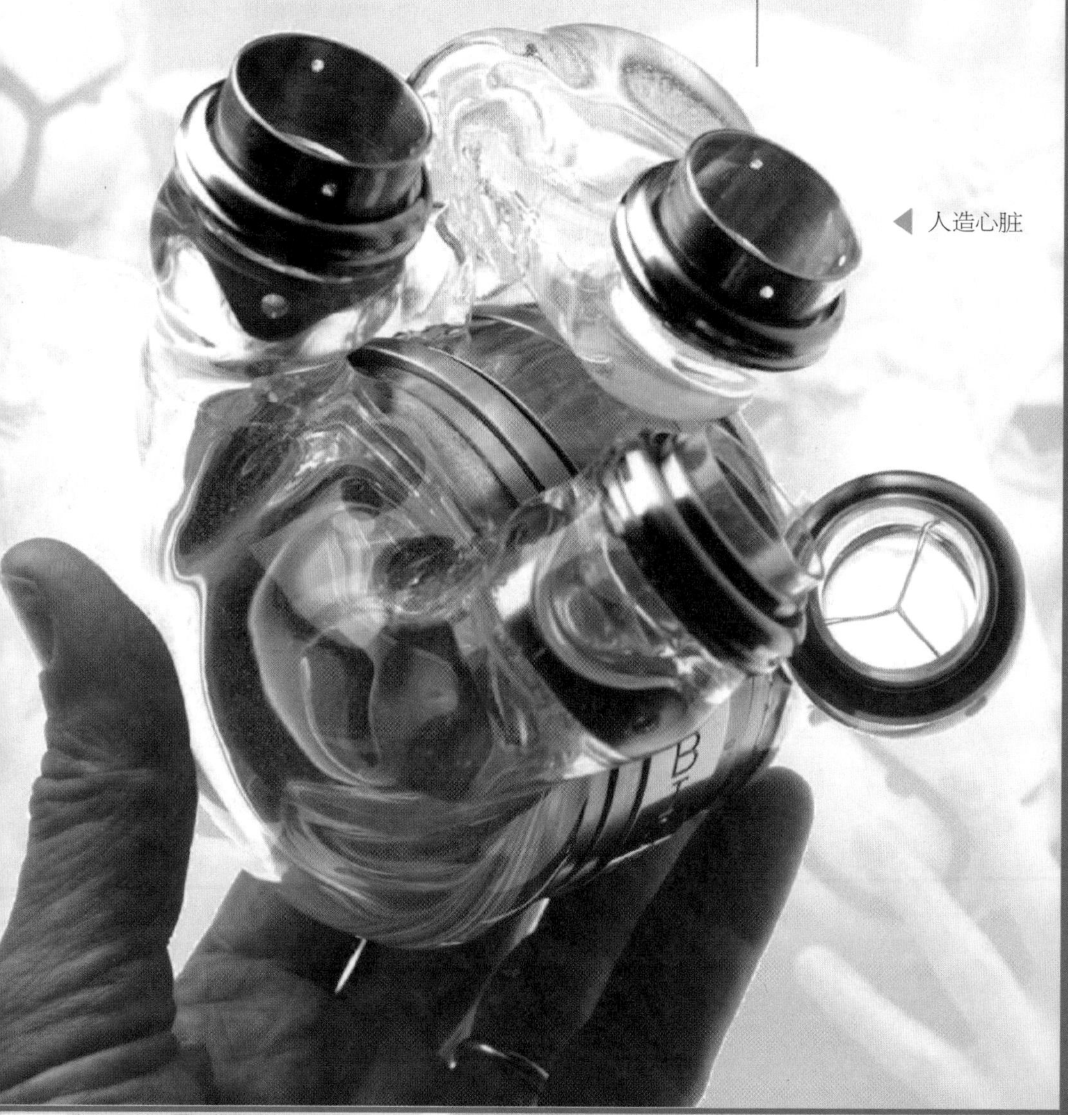

人造心脏

本体如其名称所表明的那样，可以用来取代患者衰竭的心脏，微型锂电池和计算机控制系统将植入患者的腹腔内，外接电池组则不必植入人体内部，可以通过一个安装在腹部表皮下的插座向已经植入人体腹腔的微型锂电池供电。

这个人造心脏核心部分就是心脏本体，其大小相当于一个苹果，重量约900克，由微型电动机和泵组成。人造心脏和人的心脏不同，没有四个腔室，只有两腔室结构，即左腔室和右腔室。左腔室与肺动脉

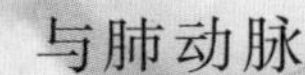

▲ 心脏衰竭患者通常需要进行心脏移植来延续生命

和体动脉相连；右腔室则分别连接着肺静脉和体静脉，两个腔室之间是电动机和泵。在心脏和血管相连的接口部位，人造心脏没有心脏瓣膜，只有活塞。

人造心脏是如何工作的呢？它的整个工作循环分为两步。首先，右腔室接受体静脉输送来的缺氧血液，由微型泵驱动心脏中间部分带压液泡，将血液压入肺部，其次，肺部吸氧后的血液来到左腔室，再由泵输送到体动脉，通过体动脉把血液送到全身各处。不断重复这个过程，就实现了心脏的完整功能。

人造心脏已经成功地运用到医学治疗上。2000年，英国伯明翰市68岁男子彼得·霍顿被诊断出患有严重的心脏病，只剩两周时间可活。医生在他的心脏中安装了一个钛金属设备，帮助心脏泵输血液。彼得靠这颗“金属心脏”活了7年半，不仅成了英国第一个金属心脏“仿生人”，还成了当时世界上靠“人造心脏”活得最长的人。这个人造“钛泵”不仅拯救了彼得的性命，并且还允许他和妻子黛安四处旅游，彼得甚至还参加过一个146千米远的慈善步行活动。直到2007年，彼得才在健康状况急剧恶化后离开了人世。不过，医生怀疑，彼得的死因并不是由于金属心脏问题，而是可能患上了多重器官功能紊乱症。

可以说，有了人造心脏，病人就可延长生命，尽情享受生活了。

传统的移植心脏手术，即使手术成功，排异反应也会使患者终身挣扎在抗排异药物的依赖与副作用之中。而人造心脏的优势则在于，它在植入之后能避免这种排异反应。

人脑的透视与移植

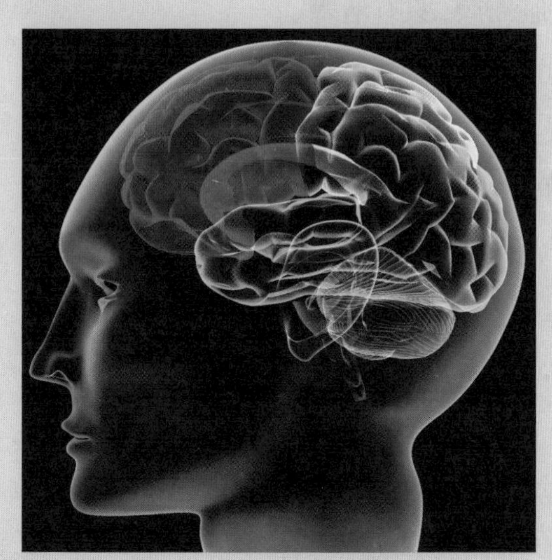
人脑是最高级的组织器官

人脑是唯一掌管人类思想、意识、语言、记忆、感情、智能行为等活动的最高级的组织器官，一旦人脑出了问题，严重的话不是丧失了记忆，失去了活动能力，就是变成了毫无知觉的植物人，甚至由此而致死。

人脑是个极其复杂的组织器官，到目前为止，地球上最复杂、最高级的物质形态当数人的脑袋了。它能完成无数的化学反应，从而使人具有思维能力，产生喜怒哀乐等情绪。

目前，科学家对人脑的功能仍未能一一了解清楚。揭示人脑各项功能的研究必须具备最完善、最先进的科学研究设备和仪器，需要大笔的研究经费和先进的科技水平，这并不是每个国家都能够提供的。

最近，英国伦敦盖伊医院开发了显微镜辅助引导介入技术。它使医生看到大脑表面以下的情况，又不会对大脑关键结构造成损害，这样就可以确保病人的安全。这种透视大脑的技术，是将显示质子密度的磁共振成像与将横剖面X射线图像集成的计算机化的X线照相术紧密结合起来的产物。两种图像类型被结合，形成患者大脑的计算机化三维模型，这个模型又被输入手术显微镜并覆盖于显微镜图像上，从而使通过显微镜看到的是立体图像，每一个不同位置的人看到的图像会不同，使真实感大大增强。

显微镜辅助引导介入技术还能随患者头部的每一个细微动作而变换计算机图像，这样它总能精确对准医生注视的部位，从而用不着用夹子来固定患

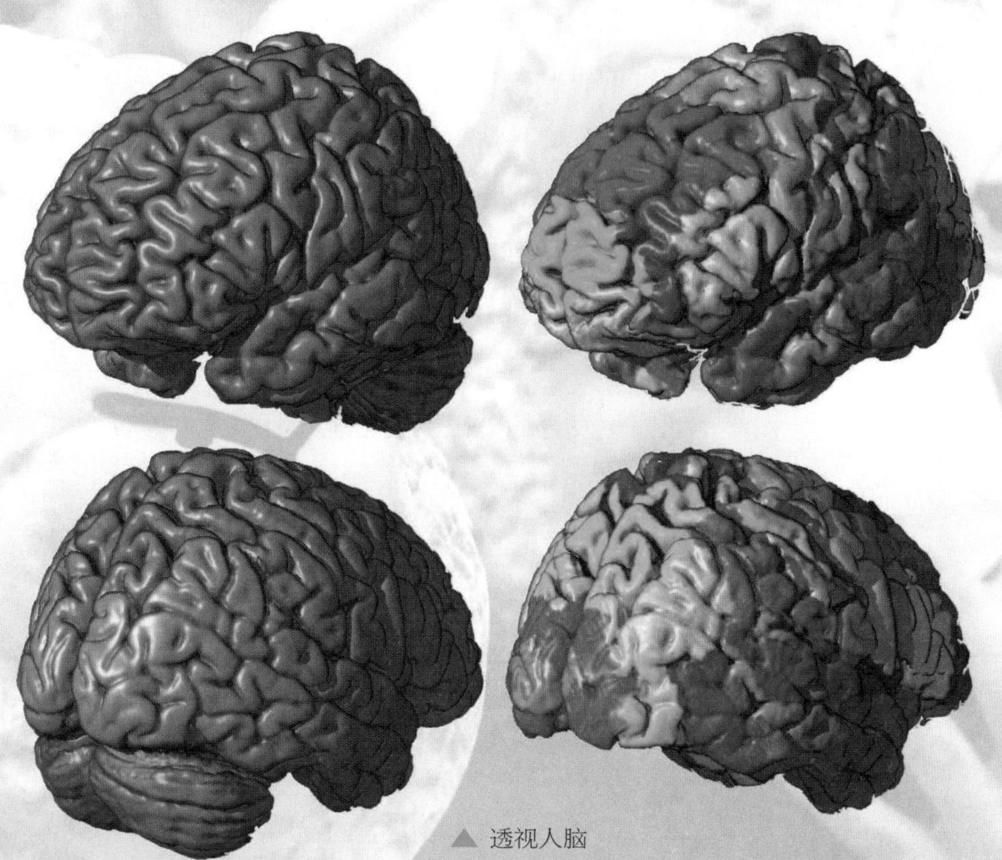

▲ 透视人脑

研究脑组织移植的一个重要意义就是通过一些具有选择性和控制性的实验，进一步研究影响人脑发育的各种不同因素，而且，这也有助于治疗一些中枢神经组织受伤的患者。

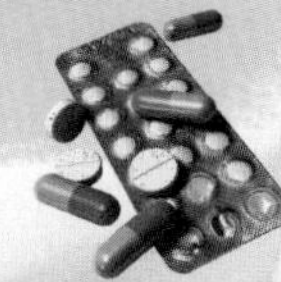

者的头部。该仪器操作方便，只需在患者的上排牙齿上放置标识并由摄像机监视即可。

目前，这项技术已经在临床上应用，效果非常理想。

在医学领域，脑的研究是一个跨学科的课题，广泛地涉及神经生物学、电生理学、免疫学、神经外科、生物医学工程、神经放射学等多学科，研究的难度是非常大的，所以，脑组织移植一直就是医学领域的最尖端课题之一。

脑组织移植存在巨大困难和障碍，但也有一些独特的有利条件。其他器官的移植必须解决排异反应的问题，但脑组织却不必为此担心，因为它具有免疫特许权，是人体免疫的一个特区。这其中，真正的原因还没有搞清楚，科学家认为有可能血脑屏障所起的预防排异作用阻止了免疫系统的细胞进入脑内，并可能捕获潜在的致敏物质。此外，血脑屏障缺乏完整发育的淋巴引流系统无疑也是一个原因。

1962年，苏联的科学家进行了犬的全头移植手术，在先后进行的20次实验中，有19条犬在换头后成功存活了一段时间，最长的为29天。1971年，美国科学家完成了两只猴子的全头交换手术，术后两只猴子生存了36个小时，在其存活时间里还能进行咀嚼和吞咽动作，甚至还猴性不改，朝人做鬼脸。

不过，人的全头移植手术并没有实验过，毕竟这不仅仅是个医学问题，还涉及道德、伦理等方面的问题。像《聊斋》上说的那种"换头"术，短时间内还不可能出现在人身上。

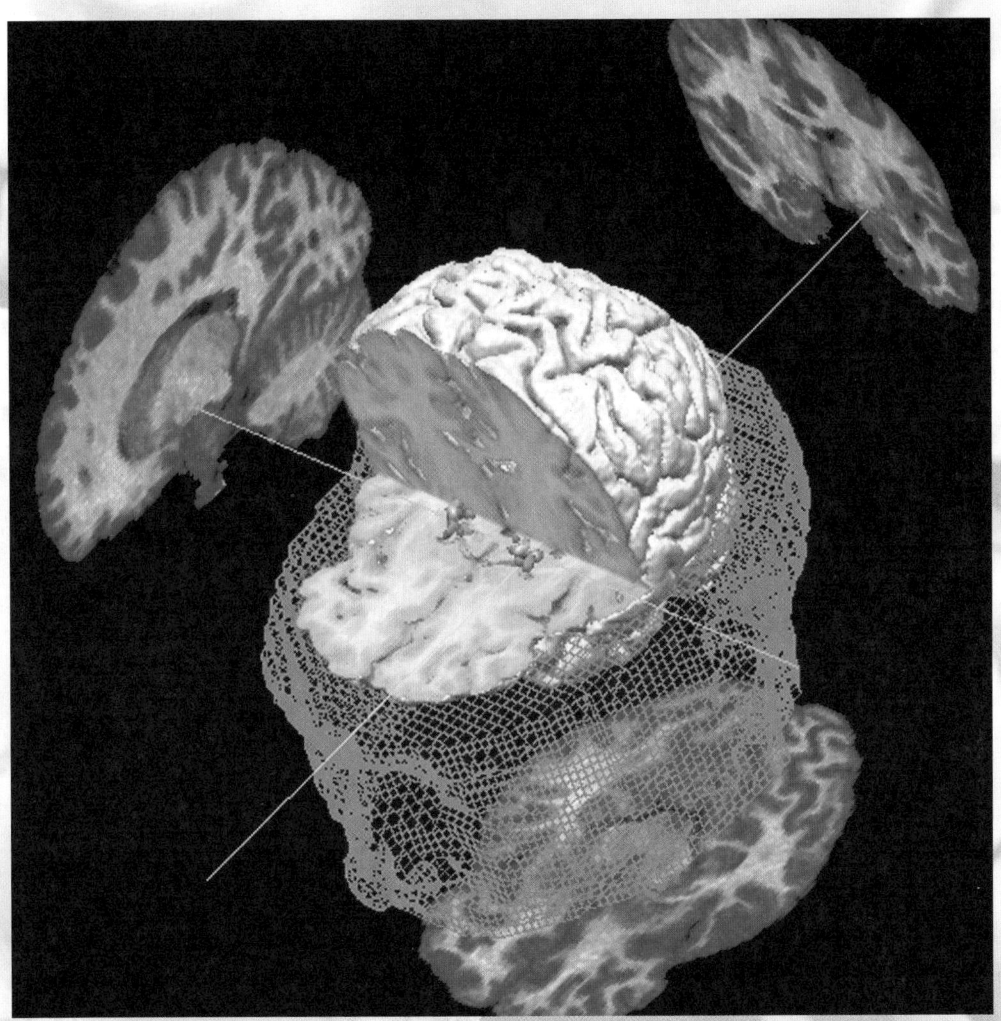

▲ 脑组织移植一直就是医学领域的最尖端课题之一

如何消除免疫排异现象

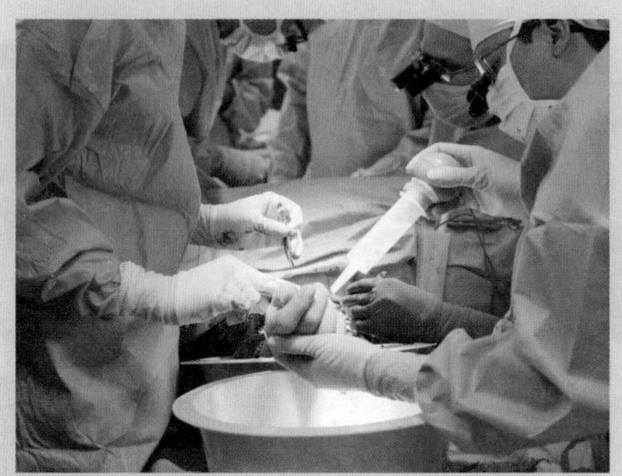
手臂移植

移植后的器官经常受到患者本身免疫系统的排斥，因此，只有消除免疫排异现象，才能极大地增加存活的机会。

在过去的30多年里，外科医学领域不断取得新成就，时至今日，除了大脑外，几乎所有的人体主要器官都已经成功移植。

然而，外科手术要做到真正延缓死亡，移植器官只是第一步，关键还在于移植后的器官是否受到患者本身免疫系统的排斥。因此，除了输血外，还有骨髓甚至器官如需要移植，两者各项生物指标必须极其相近，微小的差别都有可能在移植后产生排异现象。较轻的排异现象可以采用药物治疗，而严重的排异症状尚无有效的解决方法，往往危及生命。这种免疫排异现象极难避免，通常在人体器官移植手术后，患者的免疫系统会很快识别出外来的新器官，并对移植的新器官产生强烈排斥，这种排异现象会导致器官移植手术彻底失败，严重时会夺去患者的生命。因而大多数患者在移植器官以后，需要长期甚至一辈子服用一些免疫抑制药物以增加存活的机会。

2008年，德国的弗德里奇教授发明了一种可以使接受器官移植的患者的免疫系统处于安静的状

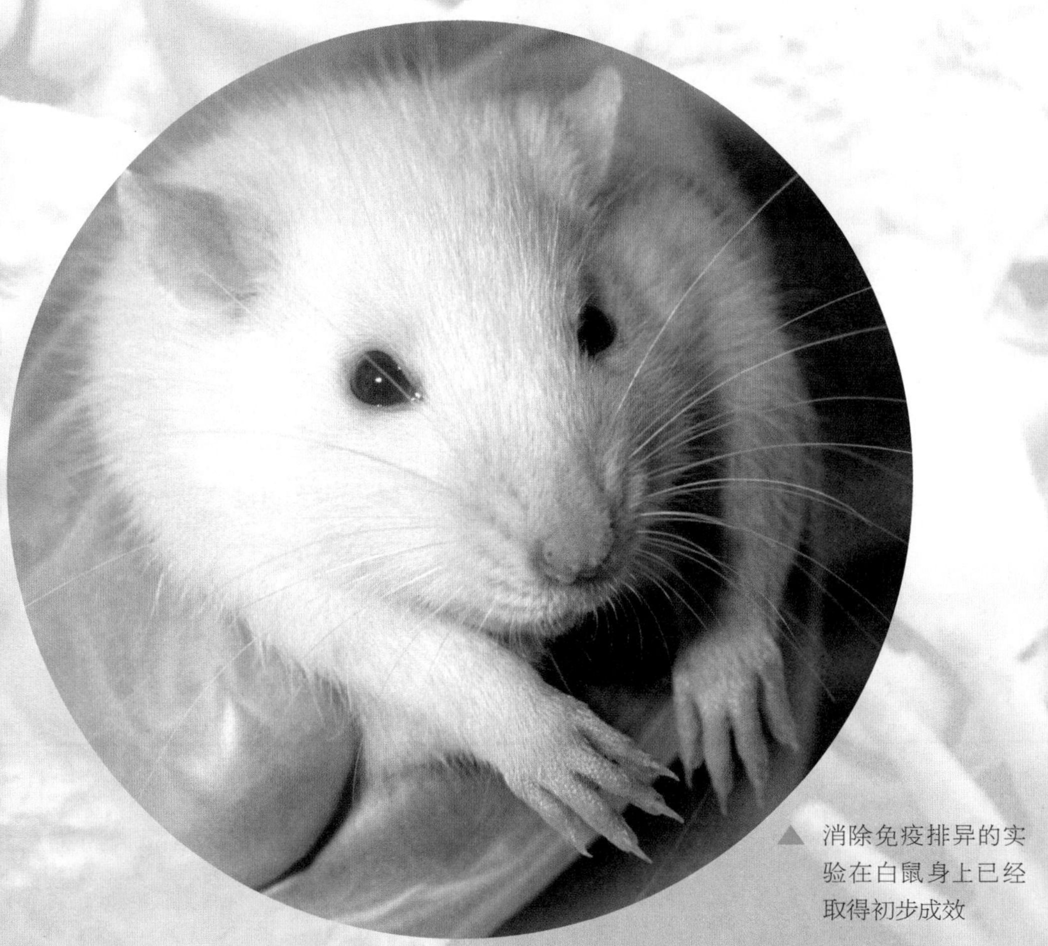

▲ 消除免疫排异的实验在白鼠身上已经取得初步成效

生物体对非己的物质会产生排斥性的抗体，如将A型血输入B型血的人体内，B型血人体就会产生抗体，这就是排异现象。排异现象往往产生极严重的后果，重者会危及生命。

态，并将新器官视为患者原有的器官一样被完全接受的新方法。弗德里奇这一器官移植新方法构思极为巧妙，在摘取捐献器官时，不仅是摘取器官本身，而且还提取捐献者免疫系统的免疫细胞。这种免疫细胞经过修正，使其在注入患者体内后，能够调整患者的免疫系统，使患者免疫系统完全适应新移植的器官。

最近，美国科学家以白鼠为实验对象，利用一种新的免疫方法先将所需移植器官的一小部分注入接受移植的白鼠体内，在几天以后再将所需移植的器官整个儿移植过去。结果，在不服用抗免疫排异药物的情况下，移植器官安然存活。

这个免疫新方法是根据最近的一项新兴免疫训练概念发展而成的。根据这个理论，人体免疫细胞的敌我分辨能力来自于胸腺的训练和督导，如果移植组织或细胞先与胸腺相处一段时间，那么胸腺就能训练免疫细胞，使之把移植的器官当作自身器官而不加以排斥。

为证明这个理论的可行性，美国宾夕法尼亚大学的科学家以患有胰岛素依赖型糖尿病的白鼠为实验对象，先在移植前将少量健康胰细胞注入病鼠胸腺之中，数日之后，再将大量健康胰脏组织移植给白鼠，结果除在接受移植后注射一次抗淋巴细胞药物外，白鼠体内血糖恢复到正常，显示体内并没有发生免疫排异现象。

意大利科学家也以白鼠为实验对象，进行了肾脏移植手术。术前，先将移植肾脏的部分组织注射到接受移植的白鼠胸腺内，10天以后，将整个肾脏进行移植，不使用抑制免疫药物，结果白鼠体内肾脏功能正常，也没有出现免疫排异现象。目前，人类肾脏移植能否使接受者获得较长的存活期，完全取决于移植器官能否借药物的帮助不被排斥。所以，如果上述免疫训练法能应用于人类的器官移植，那将是器官移植外科上的一项重大突破。

长期服用免疫抑制的药物，会导致不少严重并发症，从而大大削弱器官移植的实际效果。

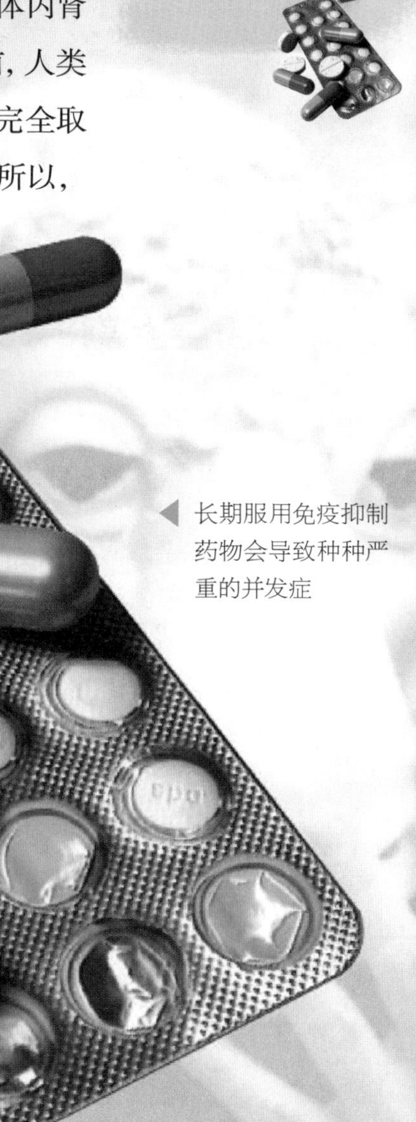

长期服用免疫抑制药物会导致种种严重的并发症

试管婴儿，孕育后代

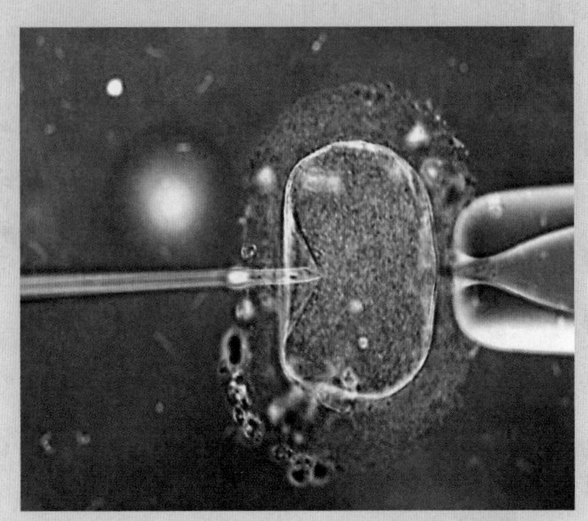
体外受精培养

试管婴儿的背后包涵了很多先进的医学知识，为研究人类生殖学开拓了新的途径，同样，也给人类的生殖伦理提出了新的问题。

举世闻名的第一例试管婴儿，于1978年7月25日诞生在英国奥德海姆总医院。这一创举的荣誉归英国医学家爱德华，当时，剖腹产出的女婴重达2700克，自此之后，澳大利亚、美国、德国等都相继有试管婴儿出生的报道。

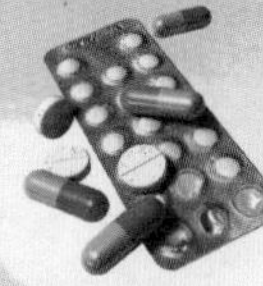

试管婴儿即体外受精联合胚胎移植技术，英文简称为IVF。它使得体外受精卵移植治疗不孕症成为现实，同时也解决了输卵管不通不能妊娠的问题。

早在20世纪60年代初，澳大利亚及英国的医学家就分别发表了关于体外受精卵移植的文章。我国首例试管婴儿于1988年3月在北京医科大学附属第三医院诞生。这项技术深受人们的关注，尤其深受因输卵管不通而不孕的妇女的欢迎。

从1978年第一个试管婴儿出生以来，全世界现在大约有15万名试管婴儿出生了。这些不是一般的十月怀胎一朝分娩的孩子会不会不如平常的孩子，其智商是否会受影响，身体发育能够正常吗？

法国的一个医学研究小组对370名成长中的试管婴儿进行了跟踪调查。这些孩子的年龄为6～13岁，他们的生活、学习以及身体发育情况都是研究小组的调查内容。

通过长期的观察，这些研究人员发现，试管婴儿的情况从总体上看与常人并无很大的差异，虽然

▼ 试管婴儿操作台

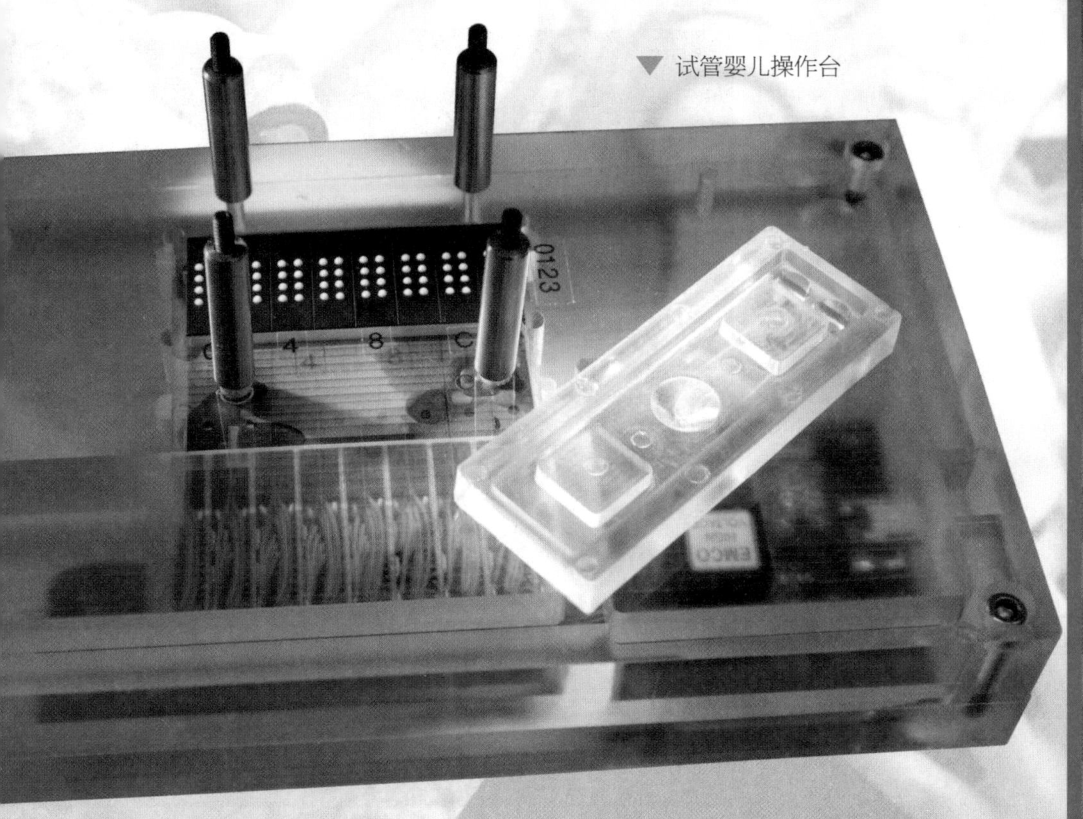

他们中约有三分之一是早产儿，但其身高和体重随着年龄的增长逐渐达到了正常的水平，身体发育与同龄孩子基本相同。查看他们的病历卡，无论男女，都会患上普通婴孩患的疾病，比如像感冒、哮喘、过敏反应之类。这370名孩子中，19%需要经常配戴眼镜，7.7%看过牙科医生，10%做过矫形外科手术，6%需要心理医生的帮助。而这些比例与普通儿童也比较接近。

试管婴儿主要是解决卵子与精子不能相遇，不能结合受精的问题。其培育包括体外受精和早期胚

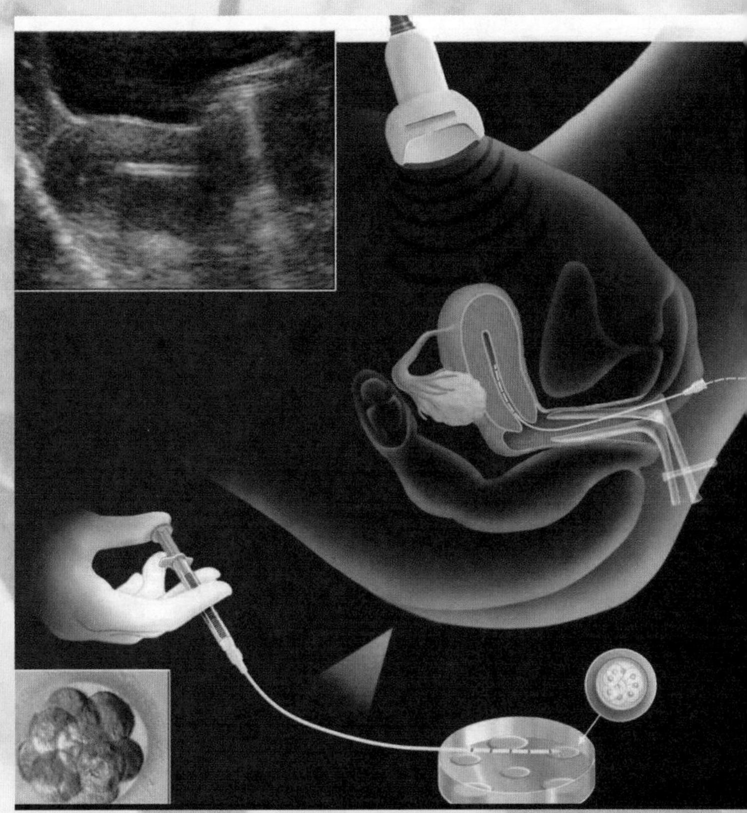

胎移植两个步骤，娩出后叫"试管婴儿"。具体的方法包括以下几个步骤：

1. 激发排卵，可以使用促排卵药物，让患者在一周内有多个卵子排出。

2. 收集卵子。根据医学条件及技术水平可采用剖腹取卵、腹腔镜下取卵以及在B超引导下经阴道取卵三种方法。

3. 将卵子培养约4小时，等待体外受精。

4. 体外受精，采集好患者配偶的精液，待液化后，摒弃精浆，进行体外受精培养，大约需72~76小时。

5. 进行胚胎移植。在做好各项准备工作后，将受精卵从培养基中取出，移植至宫腔内。

目前"试管婴儿"的体外受精成功率可达60%~70%，但胚胎移植成功率仅为10%~20%。从已经分娩的试管婴儿情况看，目前尚未发现特殊的先天异常，这项技术正在被进一步开发研究。

◀ 胚胎移植

"试管婴儿"适于那些女性卵巢功能正常、子宫正常，但输卵管梗阻、输卵管积水，经反复治疗无效以及排卵有障碍者；男性则要求精液正常、无病菌感染，但精子减少等症。年龄一般要求双方都在40岁以下。

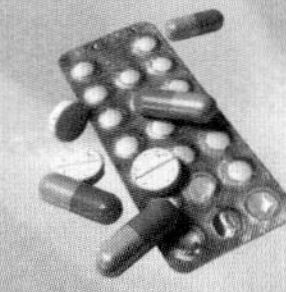

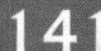

人工授精，成绩斐然

男性不育和男女双方因素不育在不孕症中占有相当的比例，所以人工授精成为了不孕症的重要治疗手段。不过，滥用人工授精也会引起法律、道德、伦理等社会问题及遗传病、传染病发生等一系列生理问题。

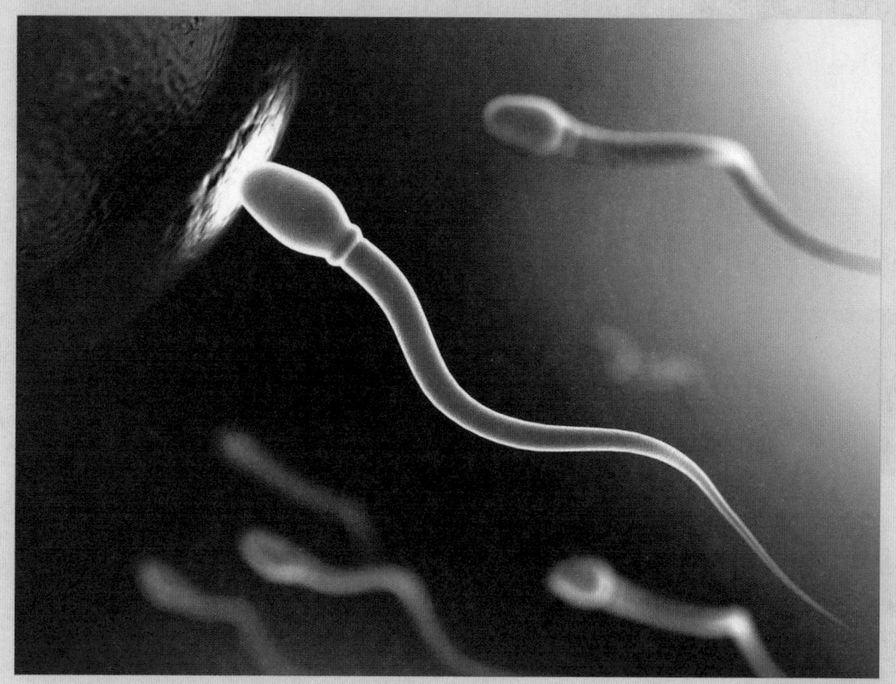

精子与卵子相遇

人工授精法，是用非性交的方法将精子置入女性生殖道内，使精子与卵子结合，从而达到妊娠的目的所实施的方法。事实上，人工授精术早就广泛应用于畜牧业，在人类则由于心理学、社会道德、法律等诸多原因不能滥用。

人工授精一般可分为两大类：一是配偶间人工授精，二是非配偶间的人工授精。配偶间的人工授精，主要适于那些男方精液常规正常，但有性交障碍、精子运行受阻、精液检查轻度异常等病症的情况。至于非配偶间的人工授精，基本要求则是经确诊男方完全无生育能力，而女方经检查输卵管通畅，有良好的排卵，且生育力正常方可进行。当然，对于男方有遗传

人工授精并不一定能提高受孕率。就目前来看，人工授精后成功率一般为30%～40%，但由于医院条件、技术、设备、环境不同，可能会有些差别。据观察和统计，非配偶间的人工授精成功率要高于配偶间的人工授精成功率。

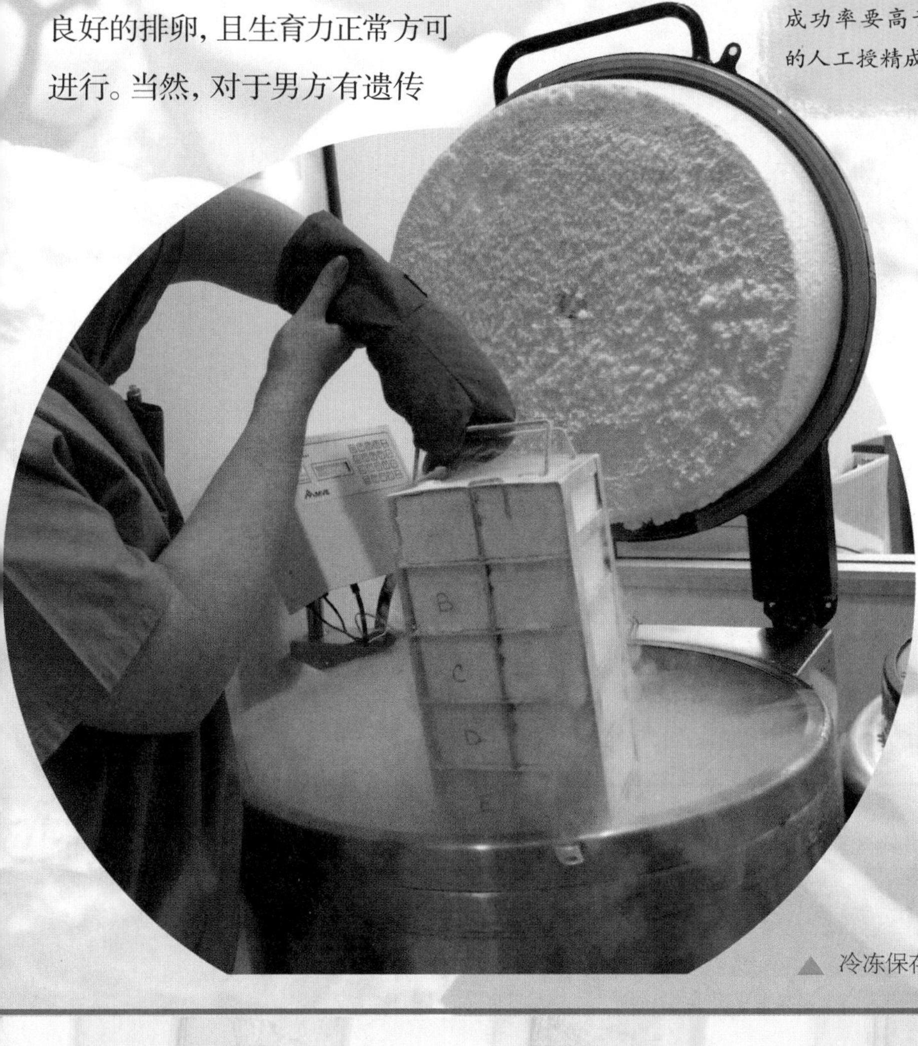

冷冻保存精液

性疾病或携有不良遗传因素，如精神病、家族性白痴等病以及双方为近亲结婚不宜生育者也可采用非配偶间的人工授精。

早在18世纪，英国伦敦就实施了人类第一例人工授精。19世纪，美国费城实施了人类第一例供精(非丈夫精液)人工授精。1980年，洛杉矶一位41岁未婚女心理学家用一诺贝尔奖获得者供献的精液妊娠，产下一男婴，被称为“诺贝尔婴儿”。据估计，现在美国每年约有5000~10000名人工授精的婴儿诞生。不过欧美的人工授精已引发了一些社会问题：美国有这样的案件：一医生用自己的精液给数百人授精，被判入狱二百余年。英国也有类似案件发生。

一般讲，采精前，要求禁欲5~7天，采精

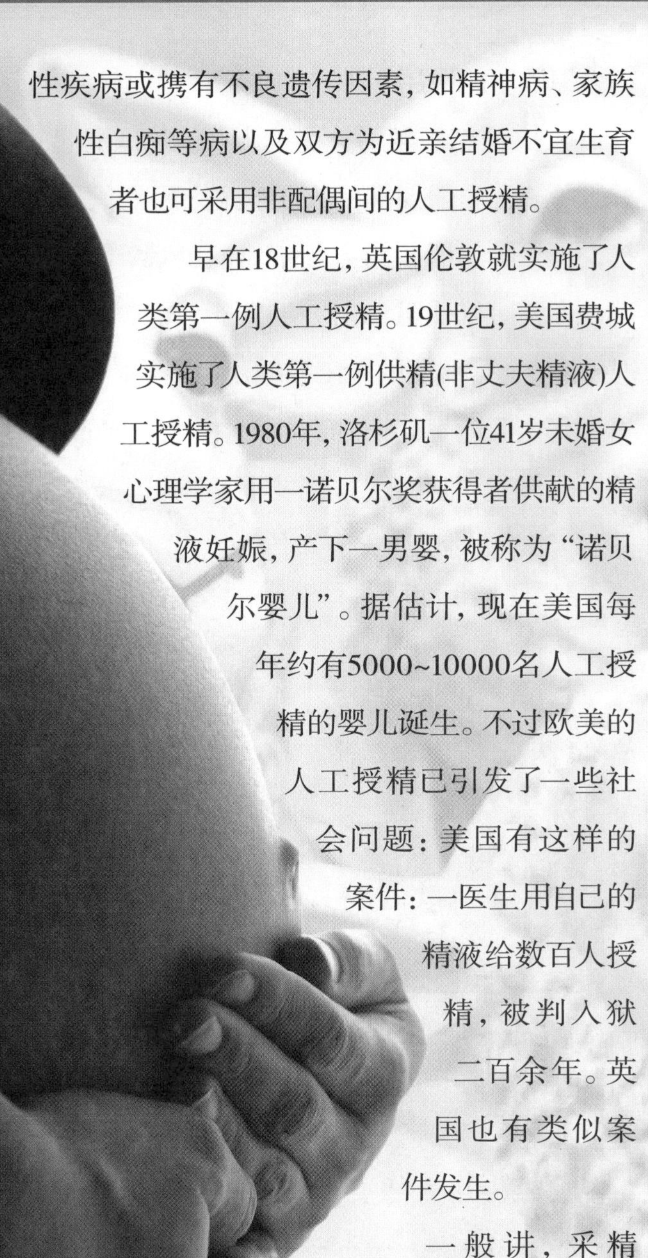

▲ 人工授精后怀孕的成功率一般为30%–40%

后，将精液消毒后，进行冻结保存。一般人工授精日选择在排卵日，然而非常准确的排卵日难以找到，此时为使授精成功，可在预测排卵日的前3天起隔天施行一次人工授精，一直到成功时为止。

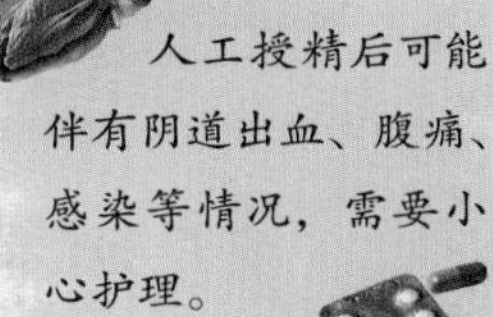

人工授精后可能伴有阴道出血、腹痛、感染等情况，需要小心护理。

采用人工授精，对赠精者必须做全面检查，包括乙肝表面抗原、血型，并除外其他传染病，赠精者的外貌及智力也必须正常。同一供精者的精液致妊娠5例以后即不能再用，以避免其后代互相通婚的可能性。如果女方有全身性疾患或传染病，严重生殖器官发育不全或畸形，严重子宫颈糜烂等，则不能接受人工授精。

此外，供精者精液人工授精因不是夫妻双方的精卵结合，可能引起伦理和法律上的一些问题。一方面，人工授精解决了由于男性因素而引起的不孕，或者避免将男方的遗传病带给后代，起到优生的作用；但另一方面，因人工授精使用了"第三者"的精子，有可能破坏婚姻家庭的统一性或夫妻之间的感情以及抚养后代的积极性。因此，在接受之前请夫妻双方都要做好足够的思想准备。

目前，世界上人工授精已相当普遍。我国在这方面的工作开展较晚，为了解决个别不孕夫妇的生育问题，自20世纪80年代以来，湖南、青岛等地建立了人类精子库，实施了人工授精，取得了一些成绩。进入21世纪来，中国人工授精的应用也越来越多。

精子分离术，对抗遗传隐患

精子分离术的成功，使人可以决定生男还是生女，而且，还可以用来治疗一些以前没办法对付的疾病。

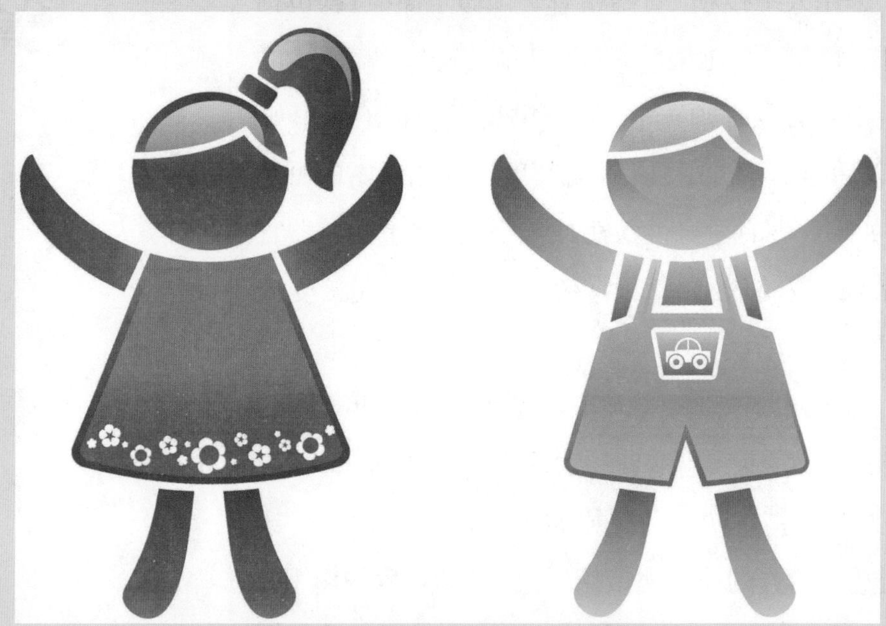

生男生女都一样

现在我国实行计划生育政策，独生子女家庭越来越多。生男还是生女的问题是很多人都很关心的问题，尤其是在一些贫穷落后的地方，更多的人希望自己能够生一个男孩。当然，随着社会的进步，越来越多的人观念正在转变，认识到生男生女都一样。

那么，生男生女能控制吗？我们知道，男性的性染色体有两种，X和Y；女性的性染色体只有X一种。如果男性的X染色体和女性的X染色体结合，就会生下女孩；若男性的Y染色体与女性X染色体结合，则能生下男孩。生男生女的奥秘就在这里。

弄明白了为什么会生男孩或女孩之后，我们能不能有选择地生男孩或是生女孩呢？答案是可能的。研究结果表明：丈夫精液呈弱碱性，妻子多生男孩；呈弱酸性，妻子多生女孩；呈中性，生男生女的几率相等。美国航天航空医学研究中心，曾对148名职业运动员、64名战斗机驾驶员和25名宇航员的子女的性别作了调查，结果发现他们的子女有96%是女孩，主要是由于他们要消耗很多的能量，使肌肉和体液中积累了较多酸性代谢物乳酸等，从而使Y精子比X精子的活力失去得更多更快，这样他们所生的孩子就很少有男性了。

现在医学界已逐步掌握了能够控制生男还是生女的技术。这项技术就是精子分离术，它采用一种特殊的DNA流式细胞分类术，将携带X染色体的精子和Y染色体的精子分离开来。如果要生男孩，就让男性的Y染色体与女性的X染色体结合；如果要生女孩的话，就让男性X染色体与女性的X染色体结合。这项高难度的技术是美国科学家在1994年成功发明的。

精子分离术的成功，使人可以决定生男还是生据日本《科学》的一篇文章报道：在妻子受孕前的一段时间内，丈夫通过调整饮食或适当增减运动量和能量消耗，有可能控制生育子女的性别。

女，而且，还可以用来治疗一些以前没办法对付的疾病。科学家已知500多种疾病是伴性遗传的，在新生胎儿中的发病率约为千分之一。这些疾病包括血友病、脊髓病性肌营养不良症和X染色体联性精神障碍病。伴性遗传性疾病通常仅发生在携带病原基因的母亲所生的男婴身上，而由同一母亲所生的女婴几乎不受影响，所以通过精子分离术可获得一个健康的女婴。比如血友病，病因就在于当初的男性Y染色体上。这种病会遗传，而且传男不传女，所以，如果能控制生女不生男的话，就可以避免悲剧重演。

精子分离术是一个福音，它已经使不少家庭受益了。在美国，最近就有一位有血友病家庭史的妇女，依靠精子分离术顺利地生下了一个健康的女孩。另外，一些患有营养不良和脆X综合征的夫妻，也通过这项技术生育健康的女孩。

目前医学研究中的一种最新分离术，是利用精子单一特异抗体特性，发展出一套专门抑制X精子

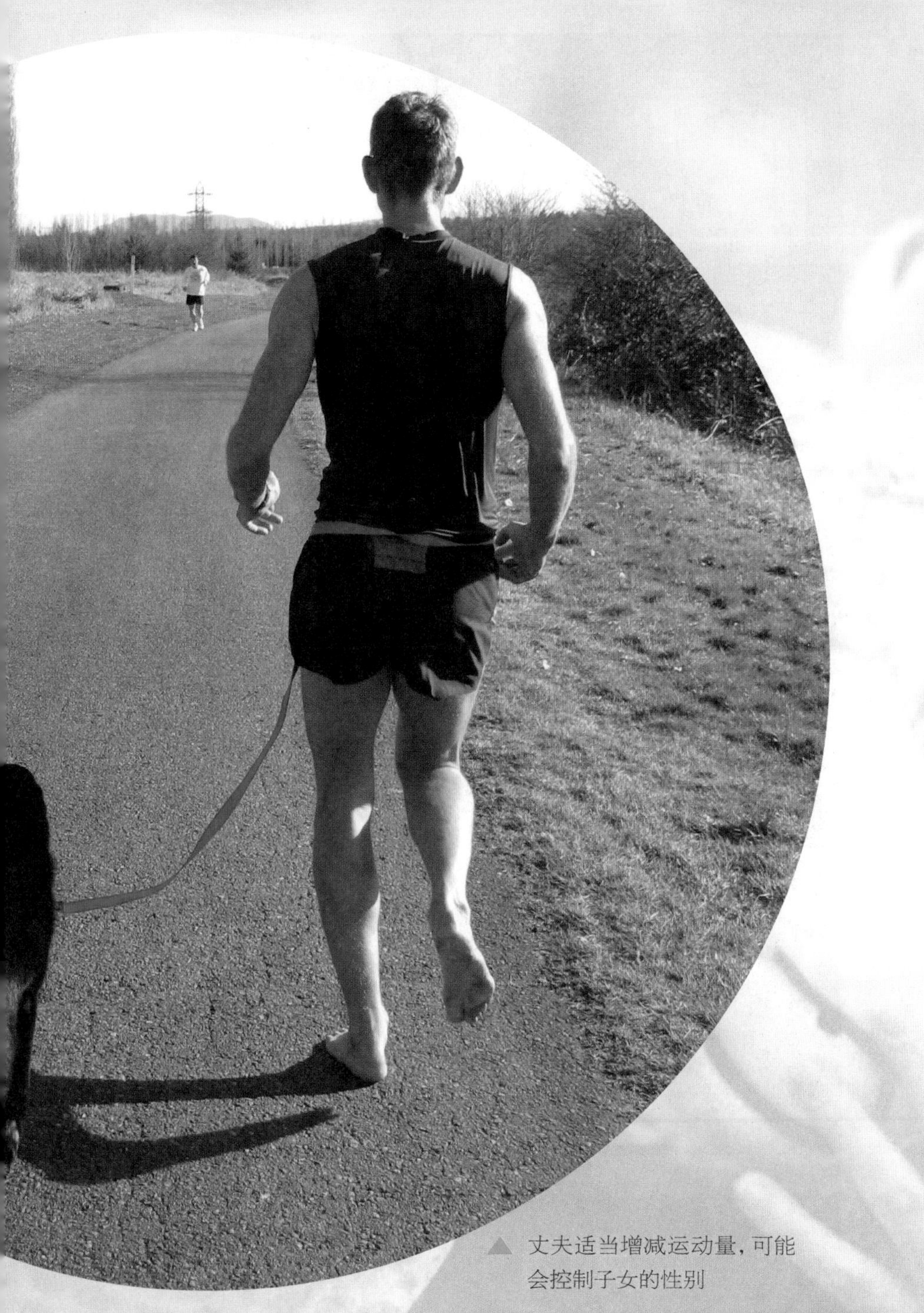

丈夫适当增减运动量，可能会控制子女的性别

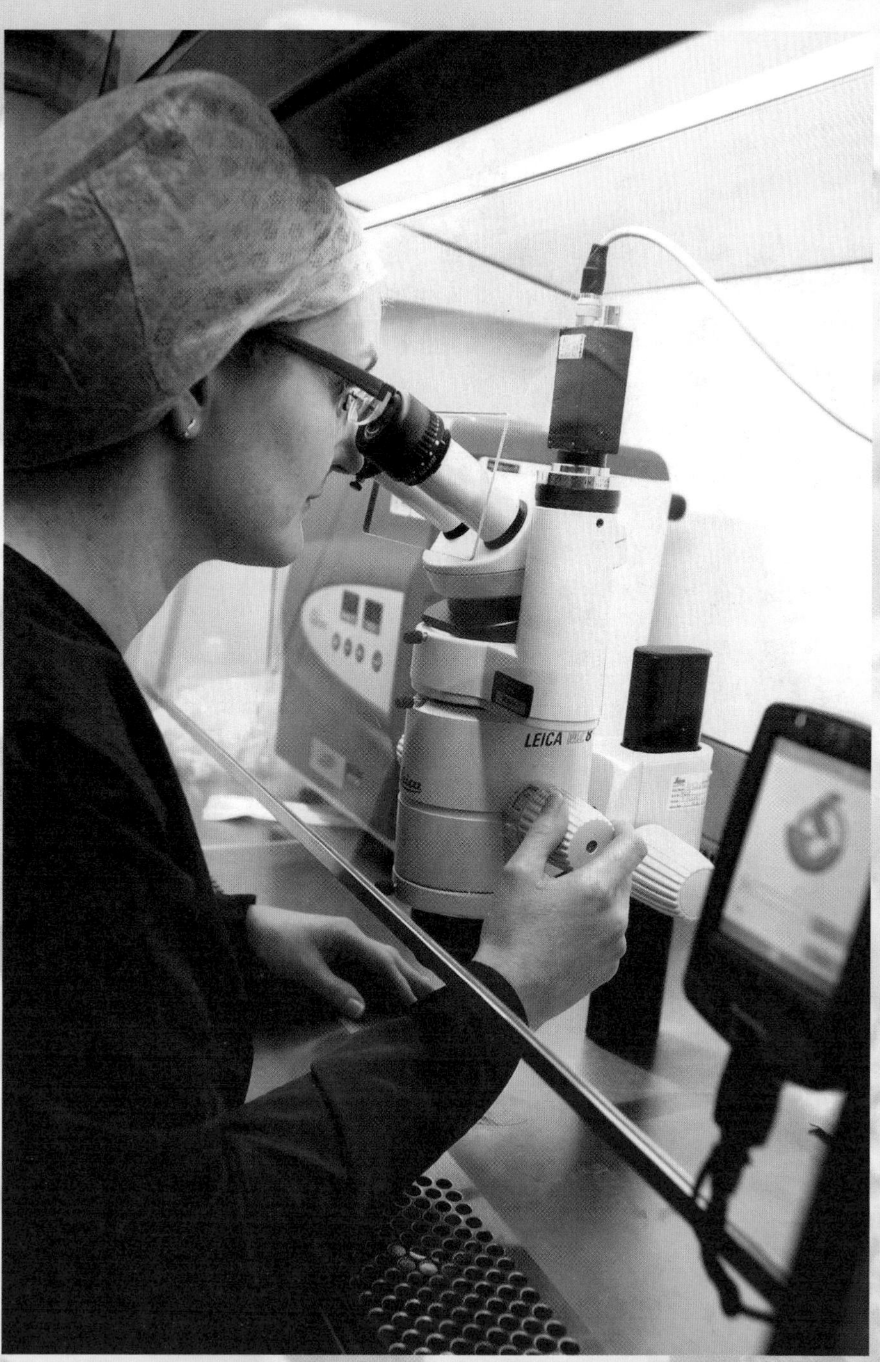

▲ 精子分离术主要用于治疗与遗传有关的疾病

或Y精子活动力的方法，按照这套做法，全生女的X精子或全生男的Y精子，可以百分之百分离出来，届时只要将全数X精子或Y精子植入女性子宫，生男生女就可全然纳入掌握，这套方法已快接近人体实验阶段。

生男生女可以控制，但不能随便地使用这项技术。因为我们人类男和女的性别比例是有一定规律的，违背规律是要招来恶果的。这项技术应该主要用于治疗与遗传有关的疾病，为患者造福。

面向未来的克隆技术

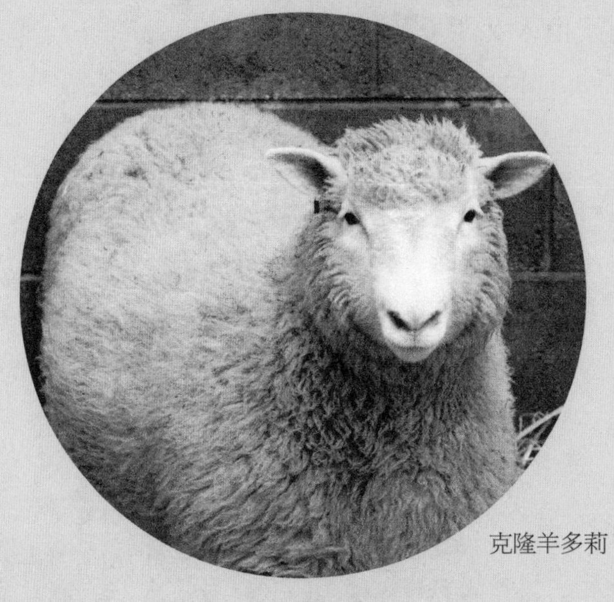
克隆羊多莉

人能克隆自己吗？如果克隆出来了一个新的“我”，我该怎样与新的“我”相处？

克隆技术已经历了三个发展时期：第一个时期是微生物克隆，即用一个细菌很快复制出成千上万个和它一模一样的细菌，而变成一个细菌群；第二个时期是生物技术克隆，比如用遗传基因——DNA克隆；第三个时期是动物克隆，即由一个细胞克隆成

大家还记得吧，十几年前一个新出现的名词曾引起了全世界的关注，人们似乎受到了极大的冲击。这个词就是“多莉”，她是一头羊，一头与众不同的羊。为什么说她与众不同呢？因为她不是由公羊和母羊交配而生下来的，而是从母羊的体细胞复制出来的，这是一个了不起的创举。自古以来，人们就知道阴阳、雌雄，认为只有男人和女人才能创造婴儿，而多莉的诞生却改变了这一切，不能不引起人们的关注。

多莉是克隆出来的。克隆是英文单词的音译，意思是由同一个祖先细胞分裂繁殖而形成的纯细胞

系。这个细胞系中的每一个细胞的基因彼此都是相同的，亦称作无性繁殖细胞系。

无性繁殖现象在低等植物中存在。在自然界，有不少植物具有先天的克隆本能，如番薯、马铃薯、玫瑰等的插枝繁殖的植物。但“多莉”却是标准的哺乳动物，它的出现，完全是一种人为的产物。她的创造者是英国的科学家，他们首先用药物促使受体母羊排卵，接着把未受精的卵取出放入一根细试管的底端，然后将卵膜刺破，从中吸出所有的染色体，这样就制成了一个有活性但没有遗传物质的卵空壳。下一步是再从另一只供体母羊乳腺中取出一个普通组织细胞，并使它与卵空壳融合，通过电流刺激作用使两者结合成一个含有新的遗传物质的卵细胞。

这个卵细胞在试管中分裂、繁殖形成为胚胎，当胚胎长到一定程度时，再把它植入第三只代孕母羊子宫，使其怀孕并最终生下多莉。

“多莉”是世界上第一个克隆出来的高等动物，它的特殊之处就在于她与母亲有完全相同的基因，可以称之为母亲

一个动物。克隆绵羊多莉由一头母羊的体细胞克隆而来，使用的便是动物克隆技术。

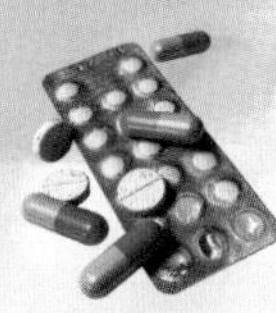

▼克隆是指由同一个祖先细胞分裂繁殖而形成的纯细胞系

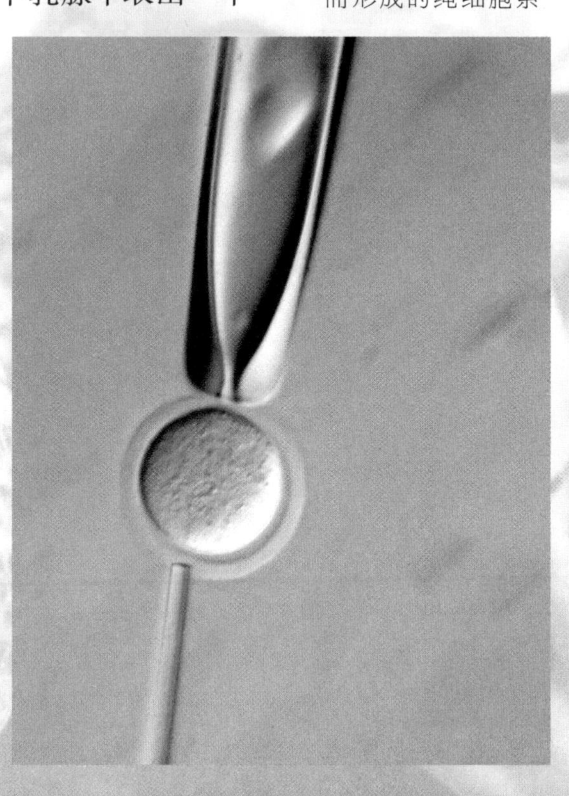

克隆羊多莉（Dolly）的诞生成为哺乳动物无性繁殖技术突破性的一步，随即关于克隆人可能性的争论也沸沸扬扬；许多国家很快制定了法律，严令禁止克隆人的研究，对于人类胚胎的克隆研究也限制得非常严格。

的翻版。所以，这种克隆技术意味着人们可以像复印文件一样，大量生产出完全相同的人来。

技术本身并不复杂，但它也会带来其他问题。从技术方面说，克隆多莉的成功是人类征服自然能力的一大提高，具有十分重要的意义。但是，另一方面，它也给人类带来了十分严峻的道德问题，人能克隆自己吗？如果克隆出来了一个新的"我"，我该怎样与新的"我"相处？如果有人出于其他目的而大量克隆一些为非作歹的坏人那怎么办？希特勒会被人克隆出来吗？世界上充满了一模一样的痴呆人将会怎样？正确应用克隆技术，将是对人类智慧的一大考验。

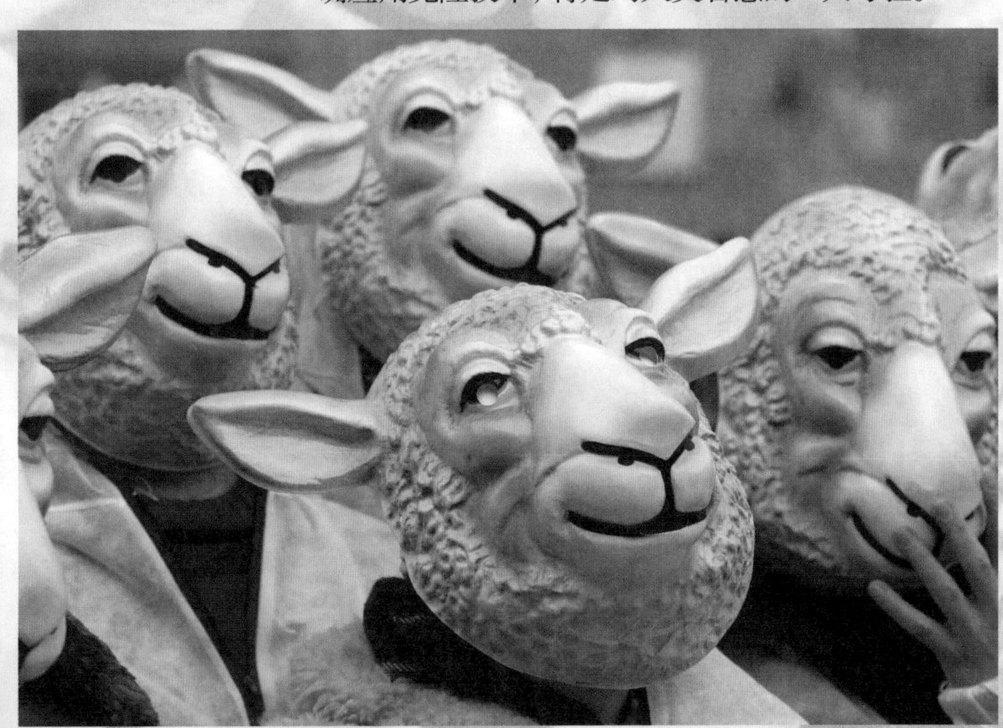

▲ 克隆技术引发道德争议，有示威者头戴多莉的面具进行抗议